顎関節症
セルフケア指導ハンドブック

顎関節症 臨床医の会 編

中沢 勝宏
田口 望
和気 裕之
髙野 直久
本田 公亮
島田 淳
羽毛田 匡
塚原 宏泰
佐藤 文明
澁谷 智明
深澤 敏弘
西山 暁
渡邊 友希
宮地 英雄
著

医歯薬出版株式会社

This book was originally published in Japanese
under the title of :

GAKUKANSETSUSHO SERUFUKEASHIDOU HANDOBUKKU
(Handbook of Self Care for TMD)

CLINICIAN GROUP SPECIALIZED IN TMD

© 2018 1st ed.

ISHIYAKU PUBLISHERS, INC.
  7-10, Honkomagome 1 chome, Bunkyo-ku,
  Tokyo 113-8612, Japan

序　文

　長く顎関節症患者の治療を行ってきたが，いつも感じることがある．それは「人は治る」という実感である．治るための要素は，患者の力，術者の力そして時間である．治すのではなく治る．

　治るためには，患者の治癒を妨げる要素を取り除くことが必要である．そのためには，患者の身体，心，神経をいかに無用な刺激から遠ざけて，患者のもつ治癒力に期待して治るのを待つかが大切である．治癒を妨げる要素を防ぐのが治療とすれば，術者のできることは正しく診断し，正しい病状解説をし，術者が行えることと患者が行わなければならないことをしっかりと伝え，その経過を詳細に観察することである．残りは患者が行えることを行って，治癒を待つ．それがセルフケアである．このように顎関節症治療の臨床では，セルフケアが主流でなければならない．そして大切だからといって患者にセルフケアを促すだけではうまくいくわけはなく，理解と工夫が必要である．

　セルフケアには，患者の「行動様式」の変化と「想い」の変化を促すことが必要である．本書はセルフケアの理論を説明した後に想いの変化を促し，行動様式の変化をも促す方法を具体的に示した．そして，その具体例を著者たちが実際の患者の状況に合わせて，どのように患者に説明し，どのように具体的に指導したかをわかりやすく示した．

　お読みいただければ，明日からは術者・患者ともに楽になります．

2018年5月

中沢　勝宏

目次

第Ⅰ章　顎関節症におけるセルフケア……… 7

1. 最新の顎関節症の考え方とセルフケア（島田　淳）……… 8
2. 神経生理学から考えるセルフケア
　―中枢性感作をどう防ぎ減少させるか―（中沢勝宏）……… 11
3. 顎関節症の病因，病態と治療・管理（島田　淳）……… 14
4. プロフェッショナルケアとセルフケア（田口　望）……… 23

第Ⅱ章　セルフケアの実際……… 29

1. セルフケアを行うための流れ（島田　淳）……… 30
2. よい歯科医師とは―ラポールとプラセボ―（島田　淳）……… 32
3. 診断面接と治療面接（和気裕之，澁谷智明）……… 36
4. 心理社会的背景を考慮した医療面接（渡邊友希）……… 40
5. セルフケアを行うための評価法（島田　淳）……… 45
6. 疾患教育とインフォームド・コンセント（島田　淳）……… 51
7. 認知行動療法的対応の実際（島田　淳）……… 57
8. セルフケアとしての運動療法（田口　望）……… 62
9. 不適切なセルフケアの影響（本田公亮）……… 70

第Ⅲ章　セルフケア指導に必須の知識……… 77

1. 文献から考えるセルフケアの有用性―臨床医がEBMをどう臨床に生かすか―
　（深澤敏弘，澁谷智明）……… 78
2. 上下歯列接触癖（tooth contacting habit：TCH）（西山　暁）……… 86
3. セルフケアとしての食事療法（中沢勝宏）……… 91

4 チーム医療としてのセルフケア（中沢勝宏）......... 95
5 歯科口腔リハビリテーション料2の活用と口腔健康管理
　　―セルフケアマネジメント―（髙野直久）......... 100
6 精神医学におけるセルフケア（宮地英雄）......... 106

第Ⅳ章　実践編 109

セルフケアのアドヒアランスを高める診療のポイント（島田　淳）......... 110
運動療法，ストレスへの対処が症状の安定に奏効した症例（羽毛田　匡）......... 112
心身医学的な対応を行うことで，セルフケア指導がうまくいった
咀嚼筋痛障害の症例（澁谷智明）......... 114
TCH是正の再指導で症状が改善した症例（佐藤文明）......... 116
運動療法の重要性を再度説明することで，セルフケア指導が奏効した
非復位性顎関節円板障害の症例（和気裕之，澁谷智明）......... 118
間欠的クローズド・ロックのセルフケア指導について（塚原宏泰）......... 120
運動療法をセルフケアの軸にして治癒後の自立的管理を行った症例
（深澤敏弘）......... 122
初診時より運動療法を行うことがセルフケアの鍵を握る（田口　望）......... 124
日常生活の過ごし方アドバイスと生活改善指導が効を奏した例（中沢勝宏）......... 126

付録 129

おわりに（田口　望）......... 137

著者一覧

中沢 勝宏（中沢歯科医院）
田口　望（医療法人田口歯科医院）
和気 裕之（みどり小児歯科）
髙野 直久（髙野歯科医院）
本田 公亮（兵庫医科大学歯科口腔外科学講座）
島田　淳（医療法人社団グリーンデンタルクリニック）
羽毛田 匡（羽毛田歯科医院）
塚原 宏泰（塚原デンタルクリニック）
佐藤 文明（佐藤歯科医院今戸クリニック）
澁谷 智明（日立製作所横浜健康管理センタ，平成横浜病院歯科口腔外科）
深澤 敏弘（深沢歯科医院）
西山　暁（東京医科歯科大学大学院医歯学総合研究科 口腔顔面痛制御学分野）
渡邊 友希（昭和大学歯学部 スペシャルニーズ口腔医学講座 顎関節症治療学部門，
　　　　　昭和大学歯科病院 顎関節症治療科）
宮地 英雄（北里大学医学部精神科学）

第 I 章
顎関節症におけるセルフケア

1 最新の顎関節症の考え方とセルフケア

島田　淳

　長い間，顎関節症はその実態が把握できず，病因論が変遷を重ねたため，それに伴い種々の治療法が推奨され，混乱を極めてきた．しかし近年，ようやく病態への理解が進んだことから，国際的に顎関節症に対する考え方は統一されつつある．

　すなわち**表1**に示すように，
1) 顎関節症は臨床症状の類似したいくつかの病態からなる包括的名称であること
2) 発症機序は生物心理社会的モデルの枠の中で管理される必要があること
3) 症状の自然消退が期待できるゆえに保存療法を優先させること

などが，世界共通の理解となっている[1]．

　その一方で，長期的には多くの症例で症状の自然消退が期待できるとはいえ，当然個体差があり，なかには慢性化してしまう症例があるのも事実である．これは，病態の差によるものだけでなく，もともとの脆弱性や生活習慣，悪習癖等の患者固有の因子が経過に影響を与えていることが考えられる．したがって，顎関節症の誘発，持続因子など修飾因子のコントロールを行わず，経過観察のみでは自然消退が得られにくく，また慢性化してしまう可能性が考えられる．症状の早期消退のためには，適切な診断，管理，指導，加療が必要である．

　2010年3月に米国歯科研究学会（American Academy of Dental Research：AADR）より公表された世界声明（TMD Policy Statement）では，適切な医療面接，臨床的診察および最小限の画像検査によって，顎関節症がほぼ的確に診断できるとされている[2]（**表2**）．

表1　顎関節症における国際的な共通認識

1) 顎関節症は臨床症状の類似した病態の異なるいくつかの症型からなる包括的疾患名であること
2) 生物心理社会的モデルの枠の中で管理される必要があること
3) 症状の自然消退の期待できる（self-limiting）疾患であるゆえ，まず保存療法が優先されること

表2 AADRによるTMD（顎関節症）基本声明（概要）

1. 治療および診断
   - 医療面接と臨床的診察および必要に応じた顎関節部の画像検査によって，TMDと他の関連疾患との鑑別診断を行う
   - TMD患者と正常者との鑑別やTMDの症型分類に有用な（電子的）診断機器は存在しない
2. 治療
   - 治療の第一選択は可逆的な保存療法を選択する
   - 症状の自然消退が期待できるため，自然経過を十分考慮する
   - プロフェッショナルケアは，必ずTMDという疾患そのものや症状の管理の仕方について患者教育を行うというホームケア（セルフケア）と合わせて実施されるべきである

　この声明の最後に，治療を行うにあたり「プロフェッショナルケアは，必ずTMD（顎関節症）という疾患そのものや症状の管理の仕方について患者教育を行うというホームケア（セルフケア）と合わせて実施されるべきである」と記載されており，現在の顎関節症治療においてセルフケアは最も重要な治療法であると言える．

　ここでセルフケアという用語について考えてみる．歯科においてセルフケアと同義語として使われている用語にホームケアがある．セルフケアとは，『広辞苑 第6版』によれば「自分で自己の健康管理を行う事」とある．またWHOによると「個人，家族，地域が健康の改善，病気の予防，疾患の抑制，状態の回復に意志を持って取り組む活動」と定義しており，疾患の有無を問わず，すべての人を対象としている[3]．一方，ホームケアは『広辞苑』に記載はない．『最新医学大辞典 第3版』によると「在宅介護．老人や身障者など1人で日常生活を営むことが困難な要介護者を対象に，在宅のままホームヘルプサービスやデイサービスなどを利用して家庭内で援助する事」とされ，どちらかというと終末医療として用いられていることが多いようである．以上のことから，本書においては「セルフケア」の用語を用いる．

　セルフケアは「自分で自己の健康管理を行う事」であり，さまざまな場面で用いられている．整形外科領域では，腰痛などの運動器疾患におけるセルフケアは，主に運動療法を指す場合が多い．また近年では「自分の健康は自分で守る」という考えを理解し，メンタルヘルスのために必要な知識，技法を身につけ，日常生活の場で積極的にセルフケアを実地できるよう，インターネットにおいてe-ラーニングを用い学ぶことができるプログラムが厚生労働省[4]より提供されており，セルフケアとは，症状の改善，再発，予防を目的とした心身両面からの自己管理法といえる．

　現在，顎関節症の国際的な診断基準としてDC/TMD（Diagnostic Criteria for Temporomandibular Disorders）が用いられる方向にあり，日本でも，日本顎関節学会

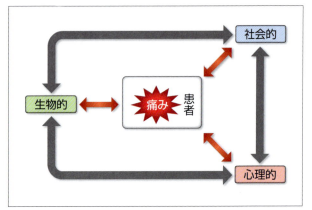

図1 痛みの生物心理社会モデル
痛みには生物的因子，社会的因子，心理的因子があり，それらは相互に密接に関連しつつ，患者の一部である痛みに関与している（日本整形外科学会，2013[6]）

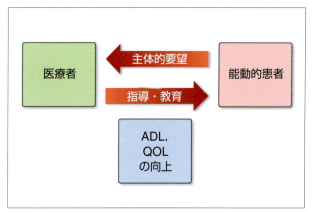

図2 生物心理社会的モデルに基づいた治療
医療者は能動的患者の要望に応じ，指導，教育を行うという水平的関係．治療の目的は患者の生活の質（QOL）の向上であり，痛みの緩解を目的としない（日本整形外科学会，2013[6]）

が主導し，準備が進められている．DC/TMDは，構造化された質問票，臨床的診察・検査，各病態の診断基準，および具体的な診断手順と診断樹により，顎関節症を適切に診断することができるとされている[5]．また，DC/TMDは身体的評価（I軸）だけでなく，心理社会的評価（II軸）を行う生物心理社会的モデルに基づく2軸診断システムを有している．これは顎関節症が基本的には身体疾患（運動器の機能障害）であるが，痛みは客観的に評価することが難しく，治療を行うにあたり心理社会的問題を考慮する必要があるということである．したがって，顎関節症のセルフケアを考える場合には，生物心理社会的対応（図1，2）[6]，すなわち身体的な問題を考慮したセルフケア（運動療法）および心身医学的な面を考慮したセルフケア（認知行動療法的対応）について，考えていく必要がある．

そこで本書においては，セルフケアを「顎関節症における，症状の改善，再発予防を目的とした身体的および心身医学的自己管理法」として，解説を行う．

文献

1) 古谷野 潔ほか．AADRのTMD Policy Statement（TMDに関する基本声明）からTMDの基本を読み解く．別冊 the Quintessence／TMD YEAR BOOK 2012 アゴの痛みに対処する．クインテッセンス出版，2012；11-15．
2) American Association of Dental Research. Policy statement: temporomandibular disorders. 2010 (http://aadronline.org/i4a/pages/index.cfm?pageid=3465).
3) Health Education in Self-care: Possibilities and Limitations. Report of a Scientific Consultation. World Health Organization, 1983.
4) e-ラーニングで学ぶ 15分でわかるセルフケア，こころの耳 はたらく人のメンタルヘルス・ポータルサイト．厚生労働省(http://kokoro.mhlw.go.jp/e-learning/selfcare/)．
5) 築山能大，古谷野 潔．最新のエビデンスから学ぶTMDの診断基準：DC/TMD論文の翻訳と解説．別冊 the Quintessence／TMD YEAR BOOK 2012 アゴの痛みに対処する．クインテッセンス出版，2012；10-47．
6) 日本整形外科学会運動器疼痛対策委員会編集．運動器慢性痛診療の手引き．南江堂，2013；118-121．

2 神経生理学から考えるセルフケア
―中枢性感作をどう防ぎ減少させるか―

中沢勝宏

はじめに

　顎関節症と思われる患者で，常に痛みを訴えたり，痛みが身体の広範囲に広がっていることや，咬合に妙な違和感を感じている例があり，しかも痛みを訴える場所に臨床的所見がないことがある．そのような症例に遭遇すると，私たちははじめにメンタルな問題があるのではないかと想像し，精神科への紹介や投薬を考慮することが多い．しかし，筆者はそのような不可思議な痛みや違和感を訴える患者の多くは，中枢性感作による自覚症状を訴えている例が多いと感じている．筆者の医院では，むしろメンタルな問題によって自覚症状を訴える例のほうが圧倒的に少なく，主訴の問題の解決のために精神科医に紹介する例はあまりない．
　では，この「中枢性感作」についての簡単な説明からはじめよう．

中枢性感作（Central Sensitization）

　最近，慢性痛という現象について調べるチャンスがあって，いくつかの文献をあたったところ，興味ある現象がわかった．痛みを起こす刺激が長く続くと，はじめに中枢神経に変化をきたして（主にC神経線維の系統），時間的加重（Temporal Summation）という現象によって末梢性感作が生じる．痛みが続いていると過敏になって，ちょっとした痛みを激しい痛みに感じるというような現象である．この現象は，痛みの原因がなくなるとすぐに消退する[1]．
　ところが痛み刺激がさらに長引くと，中枢神経系に神経可塑性による痛みの記憶が生じる．これを中枢性感作と呼ぶが，これによって生じた痛みなどの治療は困難を極める．
　痛みの記憶と言ったが，この記憶はシナプシス伝達の長期増強（Long Term Potentiation）と呼ばれ，もともとは海馬での記憶や学習のメカニズムでわかってきたことである[2]．この記憶（LTP）が痛み領域で生じれば，慢性痛が生じる．これらを踏まえて筆者は，歯の接触感や顎関節部の位置感覚などの違和感が知覚神経を経て感覚野に記憶されれば，咬合違和感として自覚症状が発現すると推測する．

中枢性感作とセルフケア

　上記のような現象で生じた難治性の疼痛や違和感の症例に対処するには，セルフケア

	エビデンスレベル	推奨度
有酸素運動	I	A
認知行動療法	I	A
アミトリプチリン	I	A
シクロベンザプリン（本邦未承認）	I	A
多要素的治療	I	A
トラマドール	II	B
温泉療法	II	B
患者教育	II	B
睡眠療法	II	B
バイオフィードバック	II	B
マッサージ療法	II	B
抗痙攣薬	II	B
SSRI（フルオキセチン）	II	B
SNRI（デュロキセチン）	II	B
オピオイド	III	C
はり治療	II	C
トリガーポイント注射	III	C

図1 線維筋痛症や慢性痛症に対する各種治療法のエビデンスレベルに応じた推奨度（American Pain Society による治療法．村上，2013[3] をもとに作成）
有酸素運動は最もエビデンスレベルの高い治療法であり，術者が特殊な訓練を受けていなくても，治療が可能な方法である．アミトリプチリンを併用すれば，より効果的と考える（Häuser W, et al. Guidelines on the management of fibromyalgia syndrome - a systematic review. Eur J Pain. 2010; 14（1）: 5-10）

の立場ではどのように行うべきかを考察しよう．要点としては，繰り返しの勉強が記憶に残るが，ときが経つと忘れてしまうように，繰り返しの末梢からの刺激を遮断して中枢が忘れてしまうようにすることである．

1）中枢性感作の予防としてのセルフケア

中枢性感作は，痛みをはじめとする違和感などの感覚の慢性的な刺激が高じて生じるので，痛みや違和感を我慢せずに主治医に訴え，鎮痛処置を行ってもらうことである．

しかし，患者の立場でできることは少ない．あまり一生懸命に訴えようとすると痛い，悪い状態を気にしすぎることで，むしろ中枢を感作しやすい環境ができてしまう．

2）中枢性感作が生じてしまったときのセルフケア

原因不明の痛み，咬合違和感が生じてしまったときのセルフケアについて述べる．治療者としても患者としても，非常につらい状況にあるので，コントロールが難しい．

（1）中枢性感作による痛み（慢性痛）がある場合のセルフケア

痛みが精神疾患の原因になったり，もともと何らかのきっかけがあって慢性痛と精神疾患が併存している場合があるが，精神疾患がないかこれがうまくコントロールされている症例については，有酸素運動によるセルフケアが奏効することが知られている（図1）[3]．筆者もいわゆる難症例の患者にはできればジョギングを勧め，無理なようだっ

たらウォーキングや自転車に乗ることを勧めている．そのときに心拍数が年齢の最大心拍数の60〜70％程度にまで上がるレベルの運動が薦められている[4]．

慢性痛の状態になると普通は消極的になり，自宅にこもることが多くなると思うが，それは状況を悪くするだけであることがわかる．上記のセルフケアで痛みに対するとらわれが減ることで，徐々に痛みを記憶から消していくことが大切である．

(2) 咬合違和感が生じてしまったときのセルフケア

咬合違和感が中枢の感覚野での誤った記憶であるとすると，これを消し去れば違和感は消失する．海馬での記憶は学習の結果の記憶であるが，新たな刺激がなければ，つまりいったん覚えたことでも時間が経つと忘れてしまうのと同様に，咬合違和感の誤った記憶も忘れることができる．

そのためのセルフケア法とは，上下顎の歯を接触させないことである．咀嚼時の咬合については食塊が上下顎の歯列の間に存在するので，歯からの咬合についての情報入力はないので，問題にならない．筆者の診療所では，無意識での歯の接触をコントロールできない患者には，「カリカリ小梅」の種を口に含んで転がしていることを薦めている．患者によってはこのことだけで症状のコントロールは可能になる．

最もしてはいけないことは，歯科医師が治療を行った部分をかみしめて，感覚を確かめることである．かみしめることがなければ咬合の感覚というのはいい加減なので，違和感を生じることはない．筆者の経験からも，咬合違和感を訴える患者は必ず調整後にかみしめて，そのときの咬合状態を確かめる習慣がついてしまっている．この習慣は，自宅に帰ってさらに現在の咬合状態を研究してしまうという最悪の学習をしてしまうのである．そして，次に診てもらうときの咬合の問題点の抽出をする習慣ができあがっている．患者ができるセルフケアは，この研究・学習をやめることである．

おわりに

中枢性感作という聞き慣れない用語を目にして，たじろいだ読者もおられると思うが，このテーマについていくつかの文献を読むうちに顎関節症というアンブレラ疾患の最も難しい部分がわかりやすくなってきている気がした．

この知識で患者ができるセルフケアを考えると，「忘れる」という一語に行き着き，まとめてみた．

文献

1) 半場道子．痛みの管理への新しい視点 c-fos発現と痛みの早期治療の重要性．The Quintessennce．1999；18(9)：47-61．
2) 藤田一郎監訳．知覚．Eric R. Kandelほか著，金澤一郎，宮下保司監修．カンデル神経科学．メディカル・サイエンス・インターナショナル，2016；1448-1454．
3) 村上正人．線維筋痛症を知れば慢性疼痛がわかる．心身医．2013；53(5)：428-435．
4) ジョン．L．レイティー他．野中香方子訳．脳を鍛えるには運動しかない．NHK出版，2017．

3 顎関節症の病因，病態と治療・管理

島田　淳

顎関節症の病因（発症，継続因子）

　現在，顎関節症の病因は多因子であることが国際的な共通の理解とされており，その発症には生物心理社会的モデルが提唱されている．すなわち，素因としての身体的因子と心理的因子に，初発因子としての身体的因子と心理的因子が複雑に加わり，個人の耐性を越えた時点で発症すると考えられている．しかし，それぞれの要因が果たす役割に関して明確な規定があるわけではなく，それのみで病因としての強度を備えているとは限らないことから，これらの因子は寄与因子と呼ばれ，表1に示すような要因が，顎関節症の発症や症状の維持・永続化に関係する寄与因子として挙げられている[1]．

　生体はある程度の障害なら自分で治す力をもっている．しかし，さまざまな外因，内因は，その治癒を阻害し，経過と転帰を左右する．したがって，治療を行うにあたり治癒を阻害する因子を医療面接にて推測し，多面的，継続的に評価し，排除または軽減させ，いかに個人の許容範囲内に収まるようにするかを考えることが必要となる．ただ現実問題として，関連が疑われたところで，歯科医師が介入しやすい要因と，しづらい要因がある．現在考えられている寄与因子のなかでは，行動要因と精神的要因の一部が一番関与しやすいとされており，これらについて症状との関連を把握，介入することが有効であると思われる．ちなみに，顎関節症患者511名を対象として行動要因と精神要因

表1　顎関節症の発症，維持・永続化に関与する寄与因子の種類（木野，2013[1]）

解剖要因		顎関節や顎筋の構造的脆弱性
咬合要因		不良な咬合関係
外傷要因		かみちがい，打撲，転倒，交通外傷
精神的要因		精神的緊張，不安，抑うつ
行動要因	日常的な習癖	上下歯列接触癖，頬杖，受話器の肩ばさみ，携帯電話の操作，下顎突出癖，爪かみ，筆記具かみ，うつぶせ読書
	食事	硬固物咀嚼，ガムかみ，片咀嚼
	就寝時	ブラキシズム（クレンチング，グラインディング），睡眠不足，高い枕や硬い枕の使用，就寝時の姿勢，手枕や腕枕
	スポーツ	コンタクトスポーツ，球技スポーツ，ウインタースポーツ，スキューバダイビング
	音楽	楽器演奏，歌唱（カラオケ），発声練習
	社会生活	緊張する仕事，PC作業，精密作業，重量物運搬

表2　顎関節症の病態分類（2013年）

- 咀嚼筋痛障害（Ⅰ型）myalgia of the masticatory muscle
- 顎関節痛障害（Ⅱ型）arthralgia of the temporomandibular joint
- 顎関節円板障害（Ⅲ型）disc derangement of the temporomandibular joint
  a. 復位性　　with reduction
  b. 非復位性　without reduction
- 変形性顎関節症（Ⅳ型）osteoarthrosis/osteoarthritis of the temporomandibular joint

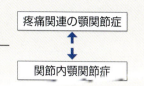

について調査を行った研究において，50％以上の患者に保有を認めた寄与因子として「片かみ癖」は64.8％，「不良姿勢」が59.8％，「多忙な仕事」が57.7％，「上下歯列接触癖（TCH）」が50.4％であり，精神的要因については「不安」が30％弱にみられたと，Kinoらは報告している[2]．

また，顎関節症の発症と心理社会的な要因とのかかわりについてのリスク要因として，日常生活でのストレスが多い，抑うつ感，不安感，睡眠障害などが強いことなどが挙げられている．特に，抑うつ状態，ストレスレベル，気分，感情の障害が高い場合，疼痛感受性が亢進し，顎関節症発症のリスクが2～3倍高くなること[3]や，感じたストレスを処理する能力，いわゆるストレスコーピング能力（ストレス対処法）の低い場合，顎関節症による痛みのレベルが高くなる傾向にある[4]ので，ストレスに対するセルフケアについての指導は顎関節症症状の改善に有効であると考えられる．

また，歯学部に入学した学生207名を対象に，入学時，顎関節症症状に関する調査と4種類の心理テストによる心理特性の調査を行い，5年経過後に再び質問票と4種類の心理テストによる調査を行った研究において，情緒不安定傾向が顎関節症発症のリスクを高めるとともに，情緒不安定傾向は顎関節症発症前からみられ，発症後も同様に情緒不安定傾向を示すと報告されている[5]．生体への機械的負荷のコントロールだけでなく，心理社会的な問題についての対応も，顎関節症を管理するうえで必要なことと思われる．

顎関節症の病態とセルフケア

顎関節症の治療を行うにあたり，最も重要なことは鑑別診断である．顎関節症と類似した症状を示す疾患は多数あるため，目の前の症例が顎関節症であるかどうか注意深く診断する必要がある．本書においては，顎関節症のセルフケアについて解説することが趣旨であるため，対象とする患者は顎関節症と診断されていることを前提に話を進める．

現在，DC/TMDが国際的な診断基準となっており，日本顎関節学会においても，これに沿って病態分類の改定を行っている（表2）．これらは大きく分けると，「最も頻度が高い疼痛関連の顎関節症（咀嚼筋痛障害，顎関節痛障害）」と「最も頻度の高い関節

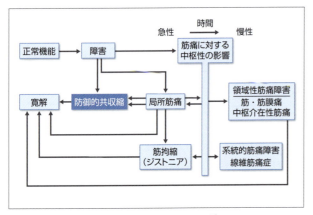

図1 咀嚼筋痛モデル（Okeson, 2013[11]）をもとに小見山, 2016[6]）改変）

- 関節円板転位による，円板後部組織や滑膜損傷による急性痛
- 非復位性関節円板後部組織の過伸展や，滑膜損傷による開口時痛
- 変形性顎関節症による，軟骨および滑膜損傷による炎症性疼痛
- 関連痛

図2 顎関節の痛み（杉崎，2013[8]）

内顎関節症（顎関節円板障害，変形性顎関節症）」である．すなわち，痛みがある場合には，咀嚼筋痛障害か顎関節痛障害のいずれかまたは両方に分類される．また，顎関節内の形態的変化があれば顎関節円板障害，変形性顎関節症に分類される．診断，治療を行うにあたっては，それぞれの病態を把握する必要がある．なお，各病態に対する詳しいセルフケアの方法については，各章を参考にしていただきたい．

1）咀嚼筋痛障害

咀嚼筋の正常な機能が障害されると異常な緊張を生じる．たとえば睡眠時ブラキシズムは起床時の咀嚼筋痛を生じ，日中のかみしめや上下歯列接触癖（tooth contacting habit：TCH）は，夕方，夜間の咀嚼筋痛を生ずると言われている．また頬杖などの悪習癖や硬固物の過剰摂取，あくび，歯科治療などでの長時間の大開口等による咀嚼筋への負荷でも，異常な緊張を生ずる．

通常は一過性で，時間とともに正常機能に戻るが，負荷が継続した場合に局所の生化学的変化や構造的な変化を生じ，疼痛が長く持続することで，慢性痛となる（図1）[6]．このとき，末梢性の侵害受容感作においては，筋活動後に生ずる反応性の血管径の拡張や交感神経活動亢進時の血管拡張が抑制されることから筋組織内の血流が減少し，組織内にその代謝産物や疼痛関連物質が蓄積することで疼痛が生じていると言われている．近年では，疼痛があることにより安静状態を長期に維持することが，廃用性の筋萎縮を生じ，痛みのさらなる慢性化を引き起こすこと[7]が知られており，適切な診断と指導のもとでの運動療法が必要となる．

筋痛に対する診察・検査としては触診が一般的であるが，痛みは自覚症状であるため，痛みの感受性には個人差がある．精神・環境面での問題から疼痛閾値が低下している場合，痛みを強く感じやすい状況にあることも考えられ，客観的所見を得るのは困難である．痛みには，侵害受容性疼痛，神経障害性疼痛および心理社会的疼痛があることが知られており，多面的な検討が必要となる．

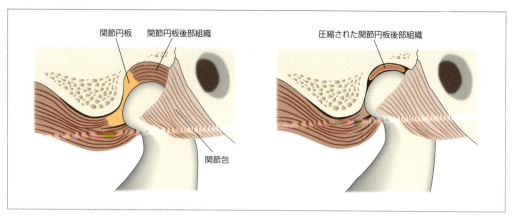

図3 正常な状態と圧縮された関節円板後部組織（中沢，2011[9]）

　以上から，咀嚼筋痛障害に対して，医療面接により心理社会的な問題について検討を行うとともに，症状と関係の深い可能性のある要因を推測し，筋緊張を生ずる可能性のある生活習慣，悪習癖などの是正のための指導をすることで，咀嚼筋への過負荷を改善すること，および組織の機能改善のために物理療法（温熱療法，マッサージなど）や運動療法を行うこと，すなわちセルフケアが有効となる．

2）顎関節痛障害

　顎関節痛の多くは，顎関節への過負荷が原因と言われているが，あきらかな外傷の既往がない限りは，どのような要因が過負荷の原因となっているか，見つけることは困難である．また，顎関節の痛みを大別すると，図2に示すようなことが考えられる[8]．
　関節円板周囲の滑膜組織と，円板後部組織は血管に富んでおり，関節円板が転位すれば非負荷部に負荷を受け，圧縮され虚血状態となり炎症を生じ，疼痛が出現する（図3）[9]．非復位性円板転位では，関節円板が下顎頭に前方へ押しやられることとなり，円板後部組織が伸展限界を超えて動くため，開口時痛を生じる．そのため，症状を改善するためには，まず関節への負荷の軽減を行うとともに顎関節内の生化学的環境を炎症機転から治癒機転へと向かわせることが必要となる．
　具体的には，生活習慣，悪習癖の是正により顎関節への負荷の軽減を図り，患者自身による運動療法により関節内の血流および滑液の循環を生じさせること，すなわちセルフケアを行うことである．またセルフケアと平行して，術者の行う運動療法，特に顎関節ストレッチとしてのマニピュレーション（図4）を行い，下顎頭の前下方への牽引と同時に下顎頭の回転運動を行うことで，さらなる血液，滑液循環の改善が行われ，関節痛の軽減が期待できるとともに，関節腔内部の一過性の循環が陰圧状況をつくることができ，圧縮された組織の回復が期待できる[9]．また，筋・筋膜痛などの関連痛で痛みを生じている場合もあるので，注意深い診察・検査による診断が必要である．

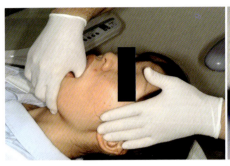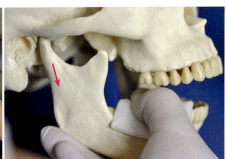

図4　顎関節マニピュレーション

3）顎関節円板障害

　関節円板転位は，顎関節に加わる急性の過剰な負荷あるいは慢性の持続的な負荷によって，関節包や下顎頭 - 円板靭帯が生理学的許容範囲を超えて伸展することで，関節円板下面における下顎頭の回転要素が増して過回転が可能となり，これが引き金となり発症するとされている[10]．顎関節円板障害は，開口時に関節円板が下顎頭上に復位するもの（復位性関節円板転位）と復位しないもの（非復位性関節円板転位）に大別される．

　関節円板転位は，内方，外方，後方へ転位することもあるが，ほとんどは前内方転位である．関節円板が前方に転位することで，円板後部組織が圧迫されて次第に弾性を減じ，偽円板化が進行すると言われている[11]．これにより，大多数の顎関節円板障害の病期は進行せず，無痛のまま経過する．しかし，一部の関節円板転位においては，円板後部組織や滑膜に炎症が生じ，滑液中に発痛物質や発痛促進物質が増加して顎関節痛障害を発症したり，関節面の潤滑が低下し，円板転位の変形が進んで非復位性関節円板転位へと進行し，開口障害等を生ずることとなる．ただ，非復位性に進行しても，疼痛や開口障害は時間の経過とともに軽快していくことが多いが，一部には変形性顎関節症を併発するようになる．

　顎関節円板障害の治療において，顎関節痛障害の併発や開口障害が生じていれば，当然治療が必要である．疼痛が生じている場合は顎関節痛障害の治療を行うが，疼痛が生じていなければ，顎機能障害を取り除くことが治療の目標となる．ただ，現在の考え方では関節円板転位は，顎関節症症状の見られない者においても多くの割合で認められることから，急性の非復位性関節円板前方転位を除き，関節円板の整位を治療目標とせず，顎関節の機能障害の改善により症状の改善を試みることとなる．

　Dworkinの調査によると，一般集団の約50％に顎関節（雑）音や顎偏位があるとされるが，治療対象となるのはそのうち3.6～7％であるとしている[12]．それゆえ機能障害もなく，クリック音だけが主訴の場合には，加療が必要な病的な状態ではないことをよく患者に説明するとともに，生活習慣や悪習癖の是正と，場合によっては運動療法を指導し（セルフケア），経過観察を行う必要がある．

　また，いままで顎関節（雑）音がなかった状態，あるいは気にならなかった状態から，急に顎関節（雑）音が気になるようになった場合，患者はなぜ音がするのかわからず，

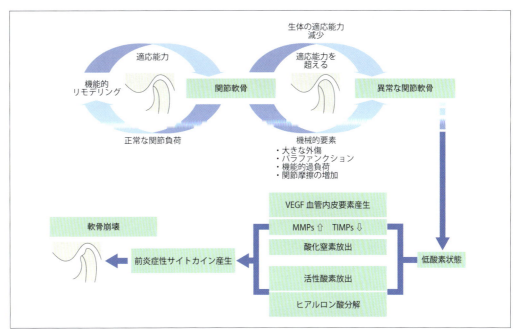

図5　顎関節崩壊に至る流れ（Tanakaほか，2008[14]）をもとに中沢，2014[15]）作成）

不安からパニック状態となっていることがある．このような場合，病態を丁寧に説明し，心配のないことを理解させることで，患者が冷静となり，経過観察が可能な状態となるケースもみられることから，疾患教育（患者教育）は重要である．

以上のように，顎関節円板障害における問題は，顎関節への過負荷であるが，その一方で，開口時の痛みなどを生じ，安静にしすぎた場合には組織の廃用萎縮により，症状の慢性化を引き起こすことがある．特に顎関節においては，関節を動かさないことで滑液の循環障害から滑液の劣化を引き起こす．また，滑液の循環がなくなると関節円板，下顎頭の関節面を形成する線維の一部の代謝に必要な媒体（滑液）が不十分となり，その結果，これらを構成する細胞層が，損傷を受け線維性癒着を起こす[9]．これは正常関節においても1週間ほど不動化することでも生じると言われている[13]．すなわち，顎関節痛障害同様に顎関節への過負荷，廃用萎縮および機能障害の改善のためにも，セルフケアが有効となる．

4）変形性顎関節症

変形性顎関節症は，関節軟骨の退行性変化と軟骨下骨の反応性の骨硬化を示す疾患である．発症のリスクファクターとして，個体差，性ホルモンのバランス，年齢および顎関節部への過負荷が挙げられている．特に過負荷については，ブラキシズムなどのパラファンクションや外傷，不適切な歯科治療による顎関節部への負荷が関節への適応能力を超えたときに発症すると言われている．傷害を受けた関節軟骨細胞，線維芽細胞，滑膜細胞などは，関節内に炎症関連物質を放出し，退行性変化を増強する可能性が示されている（図5）[14,15]．

> **一次性変形性顎関節症**
>   関節組織の老化（負荷受圧能力の低下）と関節部負荷の増大を基盤に特発的に発症するもので，下顎頭‐関節円板関係が正常な状態で発症する変形性顎関節疾患であり，二次性に比べ発症頻度は高くない
>
> **二次性変形性顎関節症**
>   原疾患すなわち関節包内骨折，炎症，関節円板転位に続発するもので，特に非復位性関節円板転位例の約半数に生じる
>
> **全身性変形性顎関節症**
>   全身性の骨関節症に随伴して顎関節にも骨関節症が発症したものである

図6　変形性顎関節症の分類（矢谷，2013[16]）

> ・心身症は，疾患名ではなく病態を指す
> ・心身症は，精神疾患ではなく身体疾患（例：消化性潰瘍等の器質的な身体病変，片頭痛等の機能的障害）
> ・心身症は，ストレッサーにより発現したり，悪化する
> ・除外規定として，患者に神経症やうつ病等の精神障害が認められた場合は，それに伴う身体症状は心身症と判断しない

図7　心身症定義の要点（和気，2015[17]）をもとに作成）

　変形性顎関節症は，臨床的に3つに分類される（図6）[16]．確定診断には画像検査が必須であるが，画像所見上の硬組織形態異常は退行性変化が現在起こっていることを示しているとは限らず，常に臨床所見と対比する必要がある．一次性，二次性変形性顎関節症の多くは，自然経過が良好であること，顎関節部の過負荷が主な原因の一つと考えられているため，顎関節への負荷軽減と機能改善のため，疾患教育（患者教育）後セルフケアを指導し，必要に応じて薬物療法，運動療法，スプリント療法等を行う．

　また近年，変形性顎関節症に対する食事療法の有効性が確認されている（91〜94ページ参照）．

心身症としての顎関節症（ストレスとセルフケア）

　心身症とは，「身体疾患の中で，その発症や経過に心理社会的な因子が密接に関与，器質的ないし機能的障害がみとめられる病態をいう．ただし，神経症やうつ病など，他の精神障害に伴う身体症状は除外する」と日本心身医学会において定義されている（1991）．

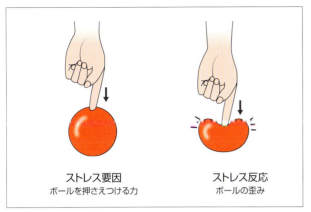

図8　ストレス要因とストレス反応（厚生労働省[18]をもとに作成）

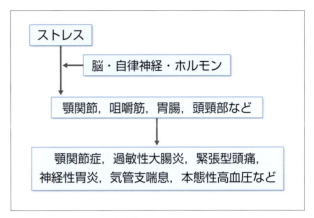

図9　ストレスと身体症状

　この定義の要点について，和気は図7に示すようにまとめている[17]．すなわち心身症は疾患名でなく病態であり，あくまでも身体疾患が基礎となっていて，ストレッサーにより発現，悪化する．一部の顎関節症は，客観的な所見があり，心理社会的問題により症状が出現，悪化することが知られており，心身症に当てはまる．

　ストレスには「ストレス要因（ストレッサー）」と「ストレス反応」がある（図8）[18]．ストレスの病的な現われとして，主に自律神経系に働きかけることで倦怠感・動悸・胸痛・めまい・食欲低下・胃腸症状・頭痛・肩こりなどを生じさせる（図9）[17]．これらへの対策としては，自己の性格，行動と症状の関係を自覚させることで気づき（認知の問題）と行動の問題を変化させるよう働きかけることであり，これらの問題へのアプローチとしてはセルフケアとして心理療法（57〜61ページ参照）などが用いられる．顎関節症においても，症状を発症，悪化させるストレッサーの存在にも注意が必要である．

顎関節症治療のゴールと管理

　医学的治療において，疾患の原因が明らかで，その原因を排除でき，生じた障害を改善できる場合を「Cure：治療」といい，原因が不明であったり，明らかであってもそれを排除できない場合や，障害を元に戻すことができない場合を「Management：管理」という．

　顎関節症においては，これまで述べてきたように，その原因が多因子であること，症状が軽減し機能回復がなされれば関節円板の整位，変形した下顎頭の形態改善などは問題とはならない．すなわち，日常生活に困らないほどに顎関節症症状を回復させるとともに，再発予防するためのセルフケアを患者に指導し，患者が実践できることが重要となる（図10）[19]．このように，顎関節症においては治療というよりは管理という概念

- 疼痛を減少させること
- 機能を回復させること
- 正常な日常生活を回復させること
- 病因に対する曝露時間を減少させること

図10　顎関節症患者に対する管理目標（古谷野ほか，2013[19]）

が当てはまることから，欧米ではManagementという用語が用いられており，このことからも顎関節症におけるセルフケアの重要性が理解できる．

このように，顎関節症の病因は多因子であり，生物心理社会的問題が複雑に関係していることから，患者自身が顎関節症をよく知るとともに，自分自身の症状を発症，悪化，再発させる要因について理解し，セルフケアにより自己管理することが重要である．

文献

1) 木野孔司．リスク要因（症状悪化要因・症状持続要因）．新編 顎関節症．永末書店，2013；16-17．
2) Kino K, et al. The comparison between pains, difficulties in function, and associating factors of patients in subtypes of temporomandibular disorders. J Oral Rehabil. 2005; 32(5): 315-325.
3) Slade GD, et al. Influence of psychological factors on risk of temporomandibular disorders. J Dent Res. 2007; 86(11): 1120-1125.
4) Reissmann DR, et al, Stress-related adaptive versus maladaptive coping and temporomandibular disorder pain. J Orofac Pain. 2012; 26(3): 181-190.
5) 森岡範之ほか．心理テストを用いた顎関節症発症に関する5年間の前向きコホート研究．日歯心身．2007；22(1)：3-9．
6) 小見山　道．咀嚼筋痛障害．口腔顔面痛の診断と治療ガイドブック　第2版．医歯薬出版，2016；165-171．
7) 日本整形外科学会運動器疼痛対策委員会編集．運動器慢性痛診療の手引き．南江堂，2013；33-36．
8) 杉崎正志．顎関節痛．新編 顎関節症．永末書店，2013；19．
9) 中沢勝宏．中沢勝宏の誰にでもわかる咬合論．デンタルダイヤモンド社，2011；24-36．
10) Stegenga B, et al. Tissue responses to degenerative changes in the temporomandibular joint: a review. J Oral Maxillofac Surg. 1991; 49(10): 1079-1088.
11) Okeson JP. Management temporomandibular disorders and occlusion. 7th ed. Mosby, 2013; 317-361.
12) Dworkin SF, et al. Epidemiology of signs and symptoms in temporomandibular disorders: clinical signs in cases and controls. J Am Dent Assoc. 1990; 120(3): 273-281.
13) 覚道健治ほか．顎関節の機能に関する研究　Ⅲ．顎の非可動化が顎関節に及ぼす影響，特に口腔外非可動化装置除去後の変化について．日口外誌．1977；23(4)：41-47．
14) Tanaka E, et al. Degenerative disorders of the temporomandibular joint: etiology, diagnosis, and treatment. J Dent Res. 2008; 87(4): 296-307.
15) 中沢勝宏．臨床家のための顎関節解剖学と顎関節症　11　変形性顎関節疾患について．歯界展望．2014；24(5)：942-948．
16) 矢谷博文．変形性顎関節症．新編 顎関節症．永末書店，2013；9-12．
17) 和気裕之．サイコデンティストリー　第2版．砂書房，2015；116-123．
18) e-ラーニングで学ぶ15分でわかるセルフケア，こころの耳 はたらく人のメンタルヘルス・ポータルサイト．厚生労働省（http://kokoro.mhlw.go.jp/e-learning/selfcare/）．
19) 古谷野　潔，桑鶴利香．顎関節症の管理．新編 顎関節症．永末書店，2013；133-134．

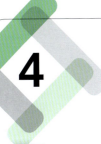

4 プロフェッショナルケアとセルフケア

田口 望

　顎関節症における治療法には，歯科的療法，理学療法（運動療法を含む），薬物療法，外科的療法，心身医学的療法，認知行動療法などが挙げられる．それらのほとんどがプロフェッショナルケアに属するが，理学療法中の運動療法の一部，認知行動療法および生活指導は，セルフケアとして重要な要素であり，そのセルフケアは，歯科医師によりその効能・効果などの説明を受けたうえで，正しいセルフケアの実際について，主治医による監督指導を受けて実施されることが必須である．

運動療法におけるプロフェッショナルケアとは

　顎関節は咀嚼・嚥下・発音の中心的役割を果たし，人体構成運動器のなかで最も複雑な動きをする関節である．そして顎関節を含め一般的な運動器は動かしていくことで機能の維持を図り，痛いからといってただ単に安静にしていれば改善するという考え方は，むしろ運動器の廃用萎縮を招き，筋の萎縮のみならず神経機能異常を引き起こし，症状の増悪因子になることを肝に銘ずる必要がある．

　一言で運動療法は顎関節領域においても，可逆的保存治療のなかで最も重要な治療法である．そして，外傷・腫瘍を伴わない関節疾患は，その多くがself-limitingな疾患であり，プロフェッショナルケア（術者の行う運動療法）は，顎関節領域の病態に応じて各種運動療法が適応される．それらは，関節痛・関節可動域の改善など即時効果があり，その効果を持続・維持・管理するためにセルフケア（術者の指導により患者自身が行う運動療法）がある．それらを総括して運動療法と呼ぶ．

　また運動療法は，患者にとって，経済的にもあらゆる面で負担は軽微であり，心理社会的にも効果的である．顎関節症に対するプロフェッショナルケアとセルフケアの種類は**表1**のごとくである．その実際については，『顎関節症運動療法ハンドブック』[1]を参照されたい．

プロフェッショナルケア（術者の行う運動療法など）

1）顎関節可動化療法（図1）

　顎関節可動化療法は，何らかの原因で下顎頭の動きが悪い症例に対し，術者の手指を使い広義のマニピュレーションを行うものをいう．その種類には，徒手的関節円板整位術（狭義のマニピュレーション）と関節可動化療法がある．

表1 プロフェッショナルケアとセルフケアの種類

プロフェッショナルケア（術者の行う運動療法など）

1) 顎関節可動化療法
   - 徒手的関節円板整位術（狭義のマニピュレーション）
     急性の非復位性関節円板障害に適応
   - 狭義の顎関節可動化療法
     陳旧性の非復位性関節円板障害に適応
2) 筋・筋膜トリガーポイントに対する徒手療法（マッサージ）
3) ストレッチ療法
   - 顎関節腔のストレッチ
   - 咀嚼筋群のストレッチ
   - 顎関節関連筋群のストレッチ

セルフケア（術者の指導により患者自身の行う運動療法など）

1) 筋訓練療法（筋力増強訓練）
2) 開閉口運動療法
   a. 顎関節可動化訓練
   b. 関節円板整位訓練
   c. 左右協調性可動化訓練
3) 自己牽引療法（ストレッチ運動）
4) マッサージ療法
5) TCHの是正

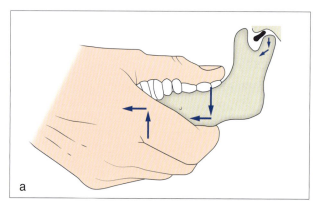
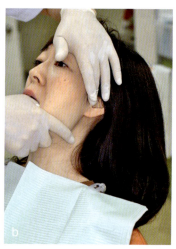

図1 顎関節可動化療法
急性の非復位性関節円板障害に適応する徒手的関節円板整位術も，陳旧性の非復位性関節円板障害に適応する狭義の顎関節可動化療法も，その術式は同じ
a：Farrarによるマニピュレーションテクニック（1978）
b：把持した下顎を前下方にローテーションするように引っ張る．関節腔が拡大され，転位した関節円板が戻りやすくなる

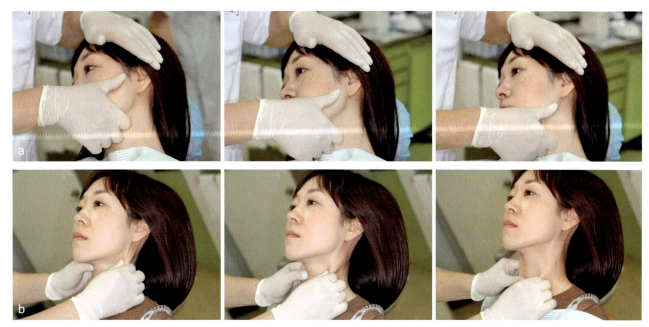

図2 クリニカルマッサージ
a：平圧法．咬筋を手指を用いて平らに押さえ，そのまま筋の走行に沿って平圧する
b：胸鎖乳突筋の挟圧法

(1) 徒手的関節円板整位術（狭義のマニピュレーション）
急性の非復位性関節円板障害に適応（図1）．

(2) 狭義の顎関節可動化療法
陳旧性の非復位性関節円板障害に適応（図1b）．

2）筋・筋膜トリガーポイントに対する徒手療法（マッサージ）

筋・筋膜トリガーポイントとは，個々の筋に特徴的かつ特異なパターンをもった痛み，発痛点があり，近傍また遠隔の関連痛を特徴とした局所の筋障害を言う．

筋痛もしくはトリガーポイントを有する筋に対し，クリニカルマッサージを行うことで血行をよくし，筋痛を改善し，可動域の改善につながる．

(1) クリニカルマッサージ（漸増加圧法）
・平圧法：手指を用い平らに押さえる→咬筋・側頭筋，顎二腹筋（図2a）
・狭圧法：手指を用いてつまむ→胸鎖乳突筋（図2b）

3）ストレッチ療法

ストレッチ療法は，顎関節症治療において術者が行う運動療法の一つである．一般的に，ストレッチは医療やスポーツ現場で頻繁に行われている．その医療上の目的は，以下の項目が挙げられる．
・関節可動域の改善，関節拘縮の予防，関節拘縮の改善，筋緊張の低下
・筋痛の改善，血液循環の改善，関節痛の緩和　等

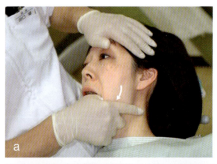
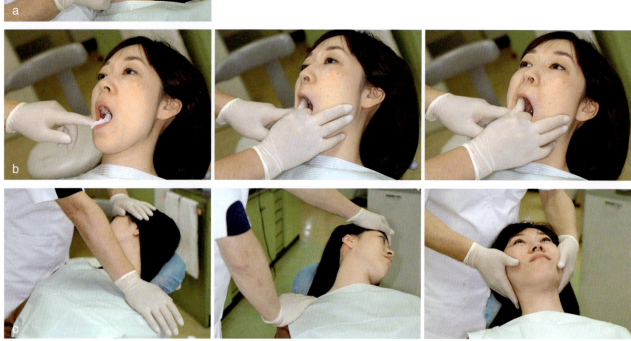

図3　ストレッチ療法
a：顎関節腔のストレッチ．基本的には徒手的関節円板整位術（マニピュレーション）と同じ力の加え方となる
b：咀嚼筋のストレッチ．筋の走行に沿った方向へ伸ばしていく
c：顎関節関連筋群のストレッチ．頸部筋全体のストレッチ

（1）顎関節腔のストレッチ（図3a）

　基本的には，徒手的関節円板整位術と同じ力の加え方となる．顎関節腔を広げることで滑液を循環させ，引っかかりの強い関節円板の動きをよくすると同時に，滑液中の発痛物質の拡散により関節痛の改善につながる．

（2）咀嚼筋群のストレッチ（図3b）
（3）顎関節関連筋群のストレッチ（図3c）

　トリガーポイントのある筋が短縮していることから，その持続的な筋収縮が筋血流を阻害し，筋の弛緩に必要なエネルギー供給を妨げているとすれば，ストレッチを繰り返すことで筋への血流を他動的に促進し，エネルギー供給を助け，また痛みの原因となりうる乳酸等の代謝産物を除去する効果もある．

　以上，顎関節症の病態により，術者が行う運動療法すなわち各種プロフェッショナルケアを選択・適用していくが（表2），それらにより関節痛・関節可動域の改善など即

表2 病態別運動療法などの選択法

病態		プロフェッショナルケア (術者の行う運動療法)	セルフケア (術者の指導により患者自身が行う運動療法)
咀嚼筋痛障害		筋・筋膜トリガーポイントに対する徒手療法 ストレッチ療法 ・咀嚼筋のストレッチ ・関連筋群のストレッチ	筋訓練療法 ・筋力増強訓練 自己牽引療法 ・咀嚼筋のストレッチ マッサージ
顎関節痛障害		ストレッチ療法 ・顎関節腔のストレッチ	自己牽引療法 ・顎関節腔のストレッチ
関節円板障害	a. 復位性	ストレッチ療法 ・顎関節腔のストレッチ	開閉口運動療法 ・関節円板整位訓練 ・左右協調性可動化訓練 自己牽引療法 ・顎関節腔のストレッチ
関節円板障害	b. 非復位性	顎関節可動化療法 【急性例】 徒手的関節円板整位術 【陳旧例】 関節可動化療法	自己牽引療法 ・自力で転位した関節円板の復位を図る 開閉口運動療法 ・顎関節可動化訓練 筋訓練法（症状発症数週間にて疼痛が激しいものでは，筋力低下・筋萎縮がみられる)
変形性顎関節症		ストレッチ療法 ・顎関節腔のストレッチ	自己牽引療法 ・顎関節腔のストレッチ 開閉口運動療法 ・顎関節可動化訓練

時効果があり，その効果を持続・維持・管理するために術者の指導により患者自身が行う運動療法，すなわちセルフケアが存在する．それらセルフケアには，以下のものが挙げられる．詳しくは，セルフケアとしての運動療法の項で解説する．

セルフケア（術者の指導により患者自身の行う運動療法など）

62〜69ページで細述するが，項目として以下のものが挙げられる．

1）筋訓練療法（筋力増強訓練）

筋訓練療法は，術者の指導により患者自身が行う筋力増強訓練であり，筋力低下をきたした顎関節症症例に応用されるセルフケアである．

2）開閉口運動療法

(1) 顎関節可動化訓練

関節可動域制限等を有する患者に対し，機能的運動範囲を回復することで，防御的筋収縮を起こさないようにゆったり・ゆっくりとした力で行う．

(2) 関節円板整位訓練

関節円板前方転位症例で引っかかり感が強く，ときに痛みがある症例，軽度のクリッ

ク症例に対し，スムースな顎運動を獲得するために，前方転位した関節円板を復位した状態で開閉口運動を繰り返し行うものである．よって関節（雑）音の消失を目的とするのではなく，関節円板の形態を適応変化させて円滑な顎運動の獲得を目的とする．

（3）左右協調性可動化訓練

開閉口時に下顎前歯部の運動軌跡が，左右へ乱れた動きをする，すなわち，片側の関節円板の引っかかりが強く存在し，開口軌跡が左右へブレて乱れる場合や，左右の顎関節・咀嚼筋群の協調失調をきたしている症例などに，正常な顎運動を回復することを目標とする．

3）自己牽引療法（ストレッチ運動）

自己牽引療法（ストレッチ運動）は，患者自身が下顎骨を自分の手指にて前下方へ引っ張ることにより行う．顎関節構成体のストレッチ運動により，顎関節腔のストレッチと，咀嚼筋群のストレッチを同時に行うことができる．

術者の行う運動療法で症状改善後，改善状態を維持管理する手段として，術者の指導により患者自身が行うセルフケアのうち自己牽引療法はすべての病態に適応となり，顎関節腔のストレッチと咀嚼筋群のストレッチの効果があり，最も重要な方法である．

4）マッサージ療法

プロフェッショナルケアの筋・筋膜トリガーポイントに対する徒手療法により，筋・筋膜トリガーポイントの症状改善等がみられた場合，症状の後戻りをなくす目的で，筋痛部位を中心に，入浴時など温まった状態でマッサージを行うセルフケアである．

まとめ

プロフェッショナルケアとセルフケアは，顎関節症の保存的治療法のなかで注目されてきた概念である．過去には，咬合治療・薬物療法・スプリント療法など，単独で症状の改善を図ろうとした考え方もあったが，現在は顎関節症が多因子疾患であり，各種保存的治療を組み合わせて対応することが重要であるとの認識が定着してきた．それらの治療目標として，決して痛みをゼロにすることではなく，日常生活に支障ない状態を目標とすることである．このことは各個人の日常生活動作（ADL）の評価や，生活の質（QOL）の改善・向上により，それぞれ異なってくる．

治療効果については，われわれ術者の行うプロフェッショナルケアだけで評価できるものではなく，患者自身が自己管理できるようにセルフケアをサポートし，患者自身が満足できてはじめて治療ゴールと言える．よって，治療ゴールの設定は，患者一人ひとりの病態により具体的に治療法を決定し，きめ細かな患者指導にて対応していくことで決定される．

文献
1) 顎関節症臨床医の会編．顎関節症運動療法ハンドブック．医歯薬出版，2014．
2) 田口　望．キーワードでわかる顎関節症治療ガイドブック．医歯薬出版，2016．

第Ⅱ章 セルフケアの実際

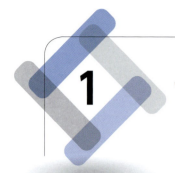

1 セルフケアを行うための流れ

島田 淳

　顎関節症患者が来院した場合，初診時の医療面接において病態を推理しながら，患者の顎関節や咀嚼筋に負担をかける生活習慣や悪習癖等を聞き出し，寄与因子を見つけるとともに，現在の症状に対する患者の認知や解釈モデルを確認する．その後，診察・検査にて病態を把握し診断する．

　治療を行うにあたり，疾患教育（患者教育）として，患者が自分の現在おかれている状況を知り，自分自身で症状改善・予防のためのセルフケアを行えるよう指導する（図1）．

　具体的な流れを図2に示す．医療面接には，診断的医療面接と治療的医療面接があるが，初診時に，診断的医療面接において，病因となる寄与因子および患者の認知と解釈モデルの確認を行い，これを基に認知行動療法的治療として，治療的医療面接，カウンセリングなどの疾患教育（患者教育）を行い，患者の認知と行動の是正を行う．

　一方，診断的医療面接・診察・検査で得られた病態の診断に対し，認知行動療法的治療にて患者のアドヒアランスを高めながら術者の指導の下で患者が行う運動療法を指導する．これらを総合して行っていくことが，顎関節症のセルフケアである．

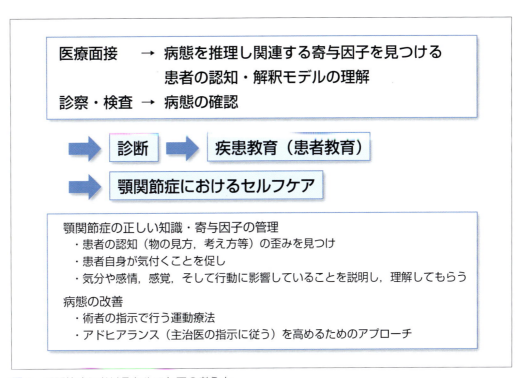

図1 顎関節症におけるセルフケアの考え方

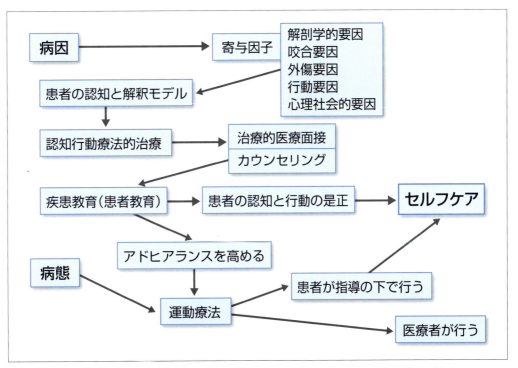

図2 顎関節症における原因療法としてのセルフケアにおける診断的医療面接・診察・検査

2 よい歯科医師とは
―ラポールとプラセボ―

島田　淳

ラポールの築き方

　日常臨床において，初診時に話を聞き診療を効果的に進めるにあたって，最初に歯科医師に求められることについて考えてみたい．これは通常の歯科診療でも同じであるが，特に顎関節症患者に対しては，その病態の把握はもちろん，寄与因子の特定，患者の認知，解釈モデルの確認などについての医療面接による情報収集が，診断，治療計画を立てる際，さらには治療時，疾患教育（患者教育），セルフケア指導を行うにあたり大きな意味をもつ．

　ただ，医療面接において情報収集を効果的に行うためには，初診時にある程度のラポールが築けなければ，必要な情報が手に入らないだけでなく，その後の診察，治療がスムースに進まない．特に，心身医学的な問題をもつ患者の場合には，トラブルになる可能性が高まる．では，「よい歯科医師」とはどのようなものであろうか？

　歯科医師は患者に対して，人と人が出会うときの礼儀として，日常における出会い時の常識と大きく外れることなく，常に丁寧にかつ親切に対応すべきである．人は見た目が9割と言われているように，最初に出会ったときの印象は重要である．特に最初から医療者に対しネガティブなイメージをもっている患者は少ないと思われ，わざわざそれを貶めないよう，服装，髪形，白衣の着こなしなど社会通念像と乖離しないよう心がけたほうが有利である．特に顎関節症患者の場合，最初のイメージがその後の対応に大きな影響を及ぼすことが考えられるため，特に注意する必要がある[1]．

　患者を迎え入れるにあたり，しっかりと目を見て自己紹介を行うとともに，たとえば「天気が悪いなか，大変でしたね」などのように，一般的な挨拶を行う．医療現場においても常識的な振る舞いは必要である．

　患者とのラポールを築くにあたり，患者に対し「痛みや不安を抱えた1人の人間として尊重し，向き合うこと」が基本である．患者の痛みや不安を受け止め，信頼される関係を築くことが，よい治療効果をもたらす．歯科医師は患者が話しやすい雰囲気をつくり，患者が話しだしたらしっかりと耳を傾けて受け止める姿勢を示す．そのときに，心身医学・全人的医療とつながる支持的精神療法（簡易精神療法），すなわち傾聴・共感・受容・支持・保証という手法を基本とすることが重要である[2]（57〜61ページ参照）．

　また，患者は現在の自身の症状・状況について，自分なりの解釈をもっている場合も多い．すなわち，症状・疾患の原因や病態，解決したい問題，希望する検査，相談した

いことなどについての考えなどであり，これを解釈モデルと言う．解釈モデルを押さえた診療は，患者の望んでいることと治療者が考えることの乖離を埋めるように働くため，同じように丁寧に説明しても，患者の満足度が上がることが予想される．治療の最終段階で「患者の望んでいることはこれではなかった」というどんでん返しが起こることもあり得るため，患者の扱ってほしい問題を医療面接の序盤で聞きだし，課題を共有することが必要であり，これを押さえることで患者とのラポールが築きやすくなる．

コミュニケーションについて

　医科において，医療訴訟にまで至った症例を検討してみると，その70％以上に患者 - 医師間のコミュニケーションに問題が存在していた[3]と言われている．その一方で，医療訴訟の実際を検討すると，医学的にむしろ妥当で，医学的に問題のない症例が数多いと言われている．では，歯科においてはどうであろうか？

　精神科医の宮岡は，歯科口腔外科医の同席下で連携しリエゾン外来を行っている経験から，医科における他の診療科とのリエゾン精神医療と比較したときに，歯科のほうが患者が前医の治療に対して不満を述べることが多い傾向にあり，精神科医からみて，歯科口腔外科医が行った治療自体が本当に必要であったのか，あるいは治療するにしてもインフォームド・コンセントが不十分ではなかったかと感じることもあるとしている[4]．また，そのようなケースで歯科医師から患者の精神面の問題ではないかと疑われて紹介されるが，実は不適切な治療が関係した医原性の問題のほうが大きいと思われる事例が意外なほどに多いことから，歯科において今後「医原性」に関する議論が深まることを願うとしている[4]．

　なぜ，医科に比べて歯科において医原性の問題が多いかについて考えてみる．歯科治療は基本的に外科処置であるが，口腔内は簡単に手を付けることができること，歯科疾患は主訴と客観的所見が一致するように見えることが多く，すぐに治療に入ることに歯科医師が慣れていること，現在の保険診療下ではどうしても一人の患者に費やす時間が短くなってしまうので，歯科医師が患者に対するコミュニケーション力が身に付きづらいのではないか，などが理由として挙げられる．

　次に歯科医療におけるコミュニケーションの役割について考えてみる．『広辞苑』では，コミュニケーションとは「社会生活を営む人間の間に行われる知覚・感情・思考の伝達」とされている．医療において一般的なコミュニケーションと異なるのは，ただ良好な関係を築ければいいということではなく，あくまでも医療を円滑に進めながらも，患者の考えていることを引き出し，これを診断，治療に生かすだけでなく，歯科医師と患者の考え方の乖離を埋めることが重要となることである．特に歯科医師がどんなによい治療をしても，それが患者に理解されなければ，かえってトラブルになることもあり得る．そのためにも，適切なコミュニケーションが取れるよう考えることが必要である．

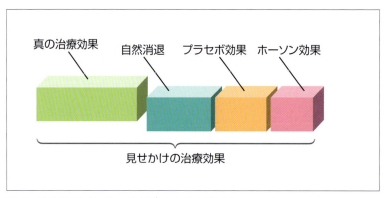

図1 治療効果（矢谷，2005[8]）をもとに作成）

患者満足度とプラセボ

　患者の満足度について，義歯に関する研究で，技術的に完璧な義歯を作製することより，患者と良好な関係を築くことのほうが，患者の満足度の向上にはより重要であると報告されている[5]．

　丸田は，プラセボ効果について，薬それ自体というより，投薬という行為が患者-医師関係を通して生み出す治癒的な働きであり，これは単に示唆や暗示効果，あるいは不安の減少だけでなく生化学的な変化を伴うとし，どんな治療でも，その効果を医師と患者が信じている限り1/3はよくなると言えるかもしれないとしている[6]．

　その一方で，患者のストレス，抑うつや怒りが強いと薬剤の効果は低下する．これはノセボ効果と言われている．実際，薬剤の効果を調べる臨床試験において，対照薬として外観や味を治験薬とまったく同じにしたプラセボを用いる．このとき，プラセボでも一定の効果が現れることが知られているが，実はプラセボでも副作用が生じているのである．最近の研究では，このノセボ効果について実際の中枢神経活動に影響し，皮膚感覚にまで影響を与えている可能性が示されている[7]．

　次に治療効果について考えてみる．たとえば，顎関節症の患者にスプリント療法を行い症状が消失したとする．単純に考えれば，スプリント療法で顎関節症症状が消失したということになるが，はたしてスプリント療法の効果だけと考えてよいであろうか．治療効果には図1に示すように，真の治療効果だけでなく，自然消退，プラセボ効果，ホーソン効果（治療を受ける者が，医師などの信頼する治療者に期待されていると感じ，行動の変化を起こすなどして，結果的に病気がよくなる現象）が合わさり症状が消失するという，「見かけの治療効果」が生じていると考えられている．したがって，実際の臨

床の現場において，何がどれくらい効いているかの判断は難しい．

　難治性の顎関節症患者では，歯科医師や治療自体にネガティブな考えをもっている場合もあり，対応を誤ると，たとえ可逆性の保存療法でさえ，症状が悪化すること考えられるので，十分な注意が必要である．しかし，一方ではプラセボ効果，ホーソン効果をうまく使うことで，治療成績がよくなる可能性がある．通常の治療に力を入れることはもちろんであるが，治療成果を上げるうえでは，いかにラポールを築き，プラセボをうまく使うかについても歯科医師には求められている．

文献
1) 宮岡　等．こころを診る技術　精神科医療面接と初診時対応の基本．医学書院，2014；68-72．
2) 島田　淳ほか．TMD 患者への一般的な医療面接．TMD YEARBOOK 2014 アゴの痛みに対処する．クインテッセンス出版，2014；50-65．
3) Berkman ND, et al. Low health literacy and health outcomes: an updated systematic review. Ann Intern Med. 2011；155(2): 97-107.
4) 宮岡　等，宮地英雄．口腔領域の愁訴と医原性要因．Jpn J Psychosom Med．2009；49：1089-1091．
5) Carlsson GE. Clinical morbidity and sequelae of treatment with complete dentures. J Prosthet Dent. 1998；79(1): 17-23.
6) 丸田俊彦．痛みの心理学　疾患中心から患者中心へ．中央公論社，1989；56-63．
7) Tinnermann A, et al. Interactions between brain and spinal cord mediate value effects in nocebo hyperalgesia. Science. 2017; 358(6359): 105-108.
8) 矢谷博文．顎関節症治療のエビデンス．大阪大歯誌．2005；49(2)：15-19．

3 診断面接と治療面接

和気裕之，澁谷智明

「いわゆる歯科心身症」としての顎関節症

　歯科心身症には明確な定義がない．しかし，「いわゆる歯科心身症」は，狭義と広義の二つの概念で用いられている．狭義は，痛みや異常感等の身体症状が人間関係等のストレスと連動して変化するのが典型である．一方，広義は身体症状に対する治療に際して，精神医学的問題へのアプローチを必要とするもの全般を指す．医科で用いられている「心身症」の定義と，「いわゆる歯科心身症」の概念を**表 1，2**に示す．

　顎関節症には，狭義の歯科心身症に該当するものがあり，典型例は，以下のようなケースである．「顎関節部に運動時痛があり，復位を伴わない関節円板前方転位の所見がある．医療面接から，発症や経過に職場の人間関係によるストレスが密接に関係している．しかし，明確な不安や抑うつ等の精神症状を伴わない」．顎関節症の多くは，こうした傾向があり，中核群と捉えることが可能である．

　一方，その頻度は少ないが，広義の歯科心身症に含まれる顎関節症が存在する．例としては，「咬筋前縁部の開口時痛や圧痛を訴えるが，画像検査で明らかな異常が認められない．疼痛は半年以上続き，生活の質（QOL）や日常生活活動（ADL）の低下が認められ，憂うつ感を自覚しているケース」等である．これらは，中核群に対して周辺群と呼ぶことがあり，難治性の場合が多い．

一般的医療面接と精神医学的医療面接

　医療面接には，「一般的医療面接」と「精神医学的医療面接」がある．一般的医療面接の主目的は，患者・医師関係の確立，情報収集，そして治療・教育的効果などである．

表 1　「心身症」の定義（日本心身医学会教育研修委員会，1991[1]）

- 身体疾患の中で，その発症や経過に心理社会的因子が密接に関与し，器質的ないし機能的障害が認められる病態をいう

- ただし，神経症やうつ病など，他の精神障害に伴う身体症状は除外する

表2 "いわゆる歯科心身症"（和気ほか，2014[2])）

> 歯科心身症は，専門学会による定義がないが，"狭義"と"広義"の概念が存在する．論文や臨床では，広義の概念で用いられる傾向があるが，広義の概念も統一されていない．
>
> ・狭義の歯科心身症：医科の「心身症の定義」（表1）に該当する口腔病変
>
> ・広義の歯科心身症
> 「臨床的に説明困難な症状が歯科領域に生じたもの」（安彦善裕ら，2012）
> 「身体医学的にも精神医学的にも説明の付かない歯科的愁訴」（渡邉素子ら，2012）
> 「心身医学・精神医学的対応を要する歯科を受診した患者」（和気裕之ら，2014）

　一方，精神医学的医療面接は歯科医師には馴染みがないが，精神症状を専門的に聴取し評価することのほかに，患者の話を聴くこと自体が，診断や治療の一部になるという点で，一般医療面接との違いがあり，顎関節症の患者では，特に周辺群において重要となる．

　なお，いずれの医療面接も，初診時に行われるだけでなく，医療者と患者の出会いから転帰に至るまでのすべての時間軸において行われる，言葉の医療行為である．

精神医学的医療面接における診断面接と治療面接

　精神医学的医療面接は，診断面接と治療面接に区別して考えることがある．前者は文字通り診断を目的とした面接で，後者は面接のなかで生活指導や環境調整，あるいは認知行動療法的な対応を行う．すなわち，後者は治療の要素が大きい．

1) 診断面接

　特定の個人に対する評価や診断を目的とする面接である．診断面接は，面接構造によってさらに「構造化面接」（表3，4），「半構造化面接」，「非構造化面接（自由面接）」に分類される．

　このなかで，構造化面接は主に研究目的で使われるが，精神医学的医療面接では半構造化面接や非構造化面接がよく使用される．構造化面接は必要な情報を一定の基準で得るため，あらかじめ決められた質問項目に沿って行われる．したがって，標準化面接，指示的面接とも言われる．また，これに関しては構造化問診票もあり，例として痛みの構造化問診票がある（表5）．

2) 治療面接

　精神医学的な問題の解決や治療を目的とする面接である．一般的な医療面接は面接自体が治療として機能することはほとんどないが，本面接は治療という大きな役割をもっている．しかしながら，精神医学的問題のある患者に対して，精神科としての訓練

表3 構造化面接の定義

必要な情報を一定の基準で得るために，あらかじめ設定された質問項目に従って行う面接法である．すべての患者に対して，同一の雰囲気，同一の順序，同一の文章で質問を行う．
1970年代より精神科領域での診断・評価が，評価者によって異なることが指摘されはじめたため，診断基準の確立と診断の一致率を高める目的で行われるようになった．

表4 構造化面接の特徴

・特定の疾患や症状のアセスメントができる

・面接方法が一定のマニュアルに基づいて構成されているため，個人間で比較を行いながら診断や鑑別診断ができる

・面接の評価方法が明確であり，アセスメントの信頼性や妥当性が検討できる

表5 痛みの構造化問診票

- 経過：1週間ぐらい前から
- 痛みの部位：上顎右側臼歯
- 性状（どのような種類の痛みか）：ズキズキ
- 強度（VAS）：40/100
- 持続時間：波はあるがずっと痛い
- 頻度（何回/1時間，日，週，月）：毎日ずっと痛い
- 誘発因子：特になし
- 改善因子：食事，何かに集中しているとき
- 随伴症状：あまり眠れない

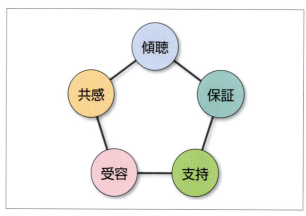

図1 簡易精神療法

を受けていない歯科医師が本格的な治療面接を行うことは困難である．

そうであっても，歯科医師は目の前の患者を痛みや不安を抱えた一人の人間として尊重し，向き合うことを基本として，患者の痛みや不安を受け止め信頼される関係を築くことによって，患者に対してよい治療効果をもたらすことができる．すなわち，心身医学的，あるいは全人的医療を行ううえで，簡易精神療法（支持的精神療法とほぼ同様の方法である）に基づいた医療面接を行うことが重要である．

簡易精神療法（支持的精神療法）

簡易精神療法は，「傾聴・共感・受容・支持・保証」が基本となる（図1）．

1）傾聴

傾聴は「あなたの訴えを，関心を持って聴いていますよ」という姿勢が伝わるようにすることが大切である．関心をもって聴かなければ引き出すことができない話もある．患者に興味をもつことは，患者それぞれの多様性に気づくことである．

2）共感

共感的な態度はラポールを築くうえでの根本である．基本的には「もし自分が患者の立場だったらどう感じるか」を想像し，患者の不安を受け止めたというサインを言葉と態度で表す．自身の言動がどうとらえられているか，患者の立場で想像し，自分の会話の仕方や態度を修正したうえで共感することである．

3）受容

患者の訴えに耳を傾け，その気持ちを受け止める．患者の話におかしいところがあっても，まずは素直に耳を傾け受容的な態度を続けることで，不安や緊張を軽減させることが大切である．

4）支持

患者の思いを受け止める．医療者の考えを押し付けるのではなく，温かく寄り添い，患者自身の治る力を支えることも必要である．医療者は患者を支持することを基本とするとともに，患者の感情と自分の感情を考えながら，常に変わらない態度で接することが大切である．

5）保証

適切な医療面接や身体的な診察・検査・説明や指導等を行い，病気や不安のメカニズムを十分に説明することは保証につながり，不安・緊張・恐怖等を緩和させて安心や自信を与えることになる．

まとめ

顎関節症患者おけるセルフケアとプロフェッショナルケアでは，医療面接の果たす役割が大きい．そのためには，まず，患者が中核群か周辺群かを識別し，各患者に適した医療面接を行うことで，より高い効果が得られると考える．

文献

1) 日本心身医学会教育研修委員会編．心身医学の新しい診療指針．心身医．1991；31：574．
2) 和気裕之，小見山　道．顎関節症治療における歯科医師と精神科医の連携．日顎誌．2014；26：183-190．
3) 和気裕之，澁谷智明．顎関節症患者の見方と対応－特に心身医学の側面から－．全人的医療．2016；15(1)：32-41．
4) 和気裕之．サイコ・デンティストリー　歯科医のための心身医学・精神医学　第2版．砂書房，2015．
5) 和気裕之．顎関節症患者に対する心身医学的なアプローチ．顎頭蓋誌．2001；14(1)：1-13．
6) 和気裕之，小見山　道．顎関節症患者の心身医学的な治療の変遷．補綴誌．2012；4(3)：256-266．
7) 宮岡　等．内科医のための精神症状の見方と対応．医学書院，1995；117-120．
8) 和気裕之ほか．デンタルスタッフのための歯科心身症ガイドブック．医歯薬出版，2015；56．
9) 宮岡　等，和気裕之監著．宮地英雄，依田哲也編著．こころの病気と歯科治療．デンタルダイヤモンド社，2018；171-174．

4 心理社会的背景を考慮した医療面接

渡邊友希

　従来,「慢性痛」は侵害受容性疼痛,神経障害性疼痛と心因性疼痛の3つに分類されていたが,最近,心因性疼痛が「心理社会的疼痛」に変更された(図1)[1].慢性痛は心理社会的背景が原因で痛みが発症する場合があることが示されている.

　歯科は痛みを扱うことが多い身体科だが,器質的変化のみを診ていては十分であるとは言えず,心理社会的背景を考慮する必要がある.特に慢性化した症例において,この配慮が強く求められる.

コミュニケーションの重要性

　医療面接を行うにあたり,最低限のコミュニケーションスキルが必須であることを,あえて本稿でも挙げておきたい.2015年6月の米国糖尿病学会で,Encouraging(勇気づける)& Collaborative(協同的)な医師は患者のセルフケアを促進し,結果として2型糖尿病患者の自己管理とQOL(生活の質)を高めていることが,26カ国の2型糖尿病患者4,235人が参加した試験で明らかになった[2].すなわち,医師と患者との良好なコミュニケーションは治療結果にまで影響することが示された.

　医療面接においては良好なコミュニケーション構築を意識した対応を心がけて,患者への細心の気配りを失わないことが大切である.好ましい患者-医師関係を築くことができれば,医療面接の内容は深まり,その後の介入効果が高まる可能性がある.

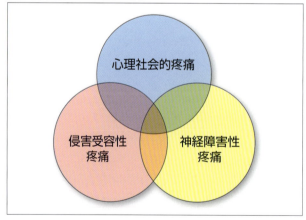

図1 非がん性慢性疼痛の病態(日本ペインクリニック学会,2017[1])

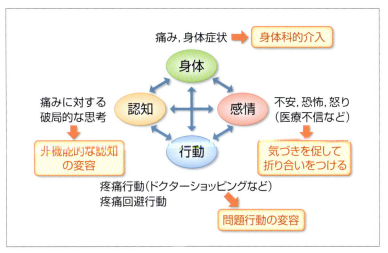

図2 認知行動モデルに基づく問題のアセスメントと介入（堀越ほか，2016[3]）をもとに作成）

認知行動モデルに基づく問題のアセスメントと介入

　顎関節症の治療においても認知行動療法が有効であると言われている．認知行動療法では，患者に起きている反応を「身体，感情（気持ち），認知（思考），行動」の4つの側面に分けて，認知行動モデルとしてとらえている（図2）[3]．心理社会的背景の関与が大きい患者では，これらの4つの側面が相互に作用して悪循環を形成している場合が多い．臨床において単に身体科としてのアプローチだけでは難しい症例をしばしば経験するが，そのような症例では4つの側面の問題点をあぶり出し，それぞれに介入していくことが有効である．

　それぞれの側面への介入法を簡潔に述べると，「身体」は身体科としての介入，すなわち顎関節症治療でセルフケアに重点を置いたものであり，詳細は本書の別項に譲る．「行動」は問題行動があれば変容させることを目指す．比較的，身体医でもアプローチしやすい．非機能的な「認知」があれば変容をうながす．「感情」はわれわれ身体医にはなかなか取り扱いが難しいが，患者が自らの感情に気づき，それを認めるように促す介入が望ましい．また「身体」「行動」「認知」の変容が起きると，「感情」面の変化が自然に現れることが期待できる．

1）身体：身体科としての治療

　どのような病気であれ，患者が自身の病態を正しく理解することが重要である．患者は未知の病気に対して少なからず不安を感じているが，正しく病気を理解するとそれだけで寛解に向かうこともある．

　初診のみならず再診においても，医療面接で，繰り返し疾患教育を行うことの重要性を強調したい．顎関節症の初期治療の主体はセルフケアであり，その動機づけが肝であ

るが，疾患教育が良好に行われれば自然に動機づけられることが多い．再診以降で思うように症状改善が進まない場合は，患者が正しく疾患を理解していない可能性が高い．

治療者がうまく情報を提供できていないのか，患者の理解度に問題があるのかアセスメントするが，治療者側が「伝えたつもり」になっている独り合点であったことが，意外に多いことを経験する．また，患者が疾患を正しく理解できていても，心理社会的背景の関与が強い場合，身体科的アプローチのみでは改善がはかばかしくないことがある．さらに「行動」「認知」「感情」面の問題を意識した介入が要求される．

2）感情：不安や恐怖，怒り（医療不信）への対応

身体医である歯科医師が「感情」を直接扱うことは難しいが，医療面接のなかで「怒り」や「不満」などの感情が隠れていそうな部分に焦点を当てることはできる．たとえば，ドクターショッピングをしている患者では前医に何かしらの不満があり，医療不信を抱えていることが多いので，陰性感情を表出してもらう．一般的に日本人は気持ちを直接，表に現わすことが苦手なので，「そのとき，どんな思いがしましたか？」「お気持ちとしては少々，不満があったのでしょうか…」などと，誘い水を向けてみることもよい．初期の段階で前医での治療経緯を詳細に聴取する過程で，その患者の「地雷情報」がわかることが多く，自分も同様の地雷を踏まないように対処できる[4]．

医療不信が表出された場合，受容・共感的な態度を示し，良好な関係性づくりにつなげる．「それはひどいですね」と治療者が返すと，前医を批判していることになり，好ましくない．「そんなことがあったなら，あなたが怒るのも理解ができます．それはつらかったですね」と患者の気持ちに寄り添い，共感することで，「あなたはOKだ」というメッセージを伝えることができる．

患者が，負の感情を抱いてしまう自分が悪いと考えている場合，表出すべきではないという思いから感情を押し込めようとする．しかし，自然に湧き出る感情は変えることができないので，患者が素直に感情を表出したときは，治療者は受容して「あなたはOKだ」というメッセージを伝えて，患者を承認する．患者にとって自分を認めてくれた人の話は受け入れやすいものとなろう．

3）認知：非機能的な認知の修正－痛みに対する破局的な思考

痛みが長く続いて慢性化すると，自分の痛みはもっとひどくなる，自分は痛みに対して無力であるなどと，否定的で破局的な思考に支配されるようになる．痛みのことばかり考えてしまうと，痛みがさらに強化され，不快感が強まったり，日常生活の活動が制限される．

痛みに対して独自の思考，誤った認知に陥ってしまう患者を，「その考えが繰り返されるくらいつらいのですね」と受け止めつつ，その都度，疾患教育を行い，機能的な認知に導く．これは認知行動療法の「認知再構成」にあたる．慢性痛患者の非機能的な認知の呪縛をほどくため，また認知の癖はすぐに元に戻ってしまうことが多いので，治療者側は粘り強く疾患教育を何度も繰り返すことが不可欠である．

4）行動：疼痛行動と疼痛回避行動のコントロール

「感情」や「認知」に対して，「行動」は比較的身体医にもアプローチしやすいと考える．患者の痛みの悪循環を維持させている問題行動を見つけ，行動変容を促すように介入する．

「疼痛行動」とは，痛みや苦痛から生じる観察可能な行動すべてのことである．たとえば，患者は痛みにとらわれて頻回の予約を求めたり，医療機関を何度も急患受診したりすることがある．痛みが生じたときにすぐに病院に駆け込むのではなく，ストレッチや温罨法，あるいは呼吸法などのリラクセーションなどのセルフケアを実践して（詳細は他稿参照），少なくとも30分はそれに専心すると，痛みは落ち着くことが多い．このような経験を繰り返すことで，患者はセルフコントロール感を高めていく．

一方，痛みのために活動を必要以上に恐れて避けていることを「疼痛回避行動」という．心配なあまり，過度な安静・休息を取ることで，身体能力の低下や障害の増悪を引き起こし，喜びを喪失して抑うつ気分につながり，不安と回避の悪循環のなかで痛みが増幅されてしまう．患者は痛みが出るのが怖くて病院受診以外の外出を避け，家に引きこもりがちになることがあるが，痛みの悪循環の構造を説明したうえで，以前に楽しんでいたことを尋ねて，段階的に少しずつ，活動を再開できるように支援する．徐々に行動が活性化して楽しい活動（適応的行動）が増すと，外来での対話が痛み中心ではなくなっていく．

慢性痛患者によく認められる特性として，「過活動」がある．Pacing（ペース配分）の異常で，休息をはさまない活動のしかたである．患者は趣味のガーデニングを強迫的に何時間も休息なしに行うなど，過活動傾向を示すことがある．その背景には，完璧主義で，一度手を付けたことは中途半端にすることができない「全か無か思考：状況を連続体ではなく，たった2つの極端なカテゴリーでとらえること」[5]といった思考の癖があるが，これは慢性痛患者によく見られる特性である．

この過活動に関して患者に気付きが生まれると，次の外来では「集中的に頑張って作業した夜に痛みが悪化することが多い」と語られたりする．そこで，「早く完了させたい」という思いや，作業量，痛みの状態にまかせるのではなく，あくまで時間で区切るようにアドバイスする．「○分ごと」に定期的な休息を取るように，ペース配分を相談して決める．たいていは休息を取ることに抵抗感を示すが，「休息も作業のうちで，体のために必要なことをしているのですよ」と理解を促す．

Beckは12のよくある思考の癖（**表1**）[5]を挙げているが，これらは慢性痛患者にも共通する傾向である．治療者がこれらの性分を理解しておくと心理教育に役立つ．患者に，「これは一般的に慢性痛の患者によくある考え方のリストです」と渡して，自ら気付いてもらうように促すことも有効である．

心理療法の一つである交流分析の開発者であるEric Berneは，「過去と他人は変えられない．しかし，いまここから始まる未来と自分は変えられる」と述べている．

苦しい経験をしてきた患者さんに，「今までご苦労されて，つらかったことと思います．

表1 思考の癖（Beck, 2015[5]）をもとに作成）

1. 全か無か思考…状況を連続体ではなく，たった2つのカテゴリーでとらえること
2. 破局視…他の可能性，特に現実的にありそうな可能性を考慮せず，未来を否定的に予言する
3. 肯定的側面の否定や割引き…肯定的な自己の経験，功績，長所などを不合理に無視するか，割り引いて考える
4. 感情的理由付け…自分がそう〈感じる〉（そう信じている）から，それが事実にちがいないと思い込み，それに反する根拠を無視するか，低く見積もる
5. レッテル貼り…より合理的な根拠を考慮せず，自分や他者に対して固定的で包括的なレッテルを貼り，否定的な結論を出す
6. 拡大視/縮小視…自分自身，他者，状況を評価する際，否定的側面を不合理に重視し，肯定的側面を不合理に軽視する
7. 心のフィルター…全体像を見るかわりに，一部の否定的な要素だけ過度に着目する
8. 読心術…他のより現実的な可能性を考慮せず，他者が考えている内容を，自分がわかっていると思い込む
9. 過度の一般化…現状をはるかに超えた，大雑把で否定的な結論を出す
10. 個人化…他者の否定的な振る舞いを，他のありそうな見方を考慮せずに，自分のせいだと思い込む
11. 「ねばならない」「べき」思考…自分や他人の振る舞い方に，厳密で，固定的な理想を要求し，それが実現しないことを最悪視する
12. トンネル視…状況に対して否定的な側面しか見ない

残念ながら過去を変えることはできませんが，今からできることを，ここでご一緒にやってみませんか」と提案する．過去に意識を向けるのではなく，今現在に主眼を置く姿勢を"心理教育"して，今から治療者と共同作業をしていくことについて"治療契約"し，同意が得られれば，介入となる．

医療面接を通じて，治療者が患者の背景因子を推し量り，丁寧に取り扱い，疾患との関連について患者に"気付き"を促すことを目指す．身体科としての介入に加えて，行動・認知・感情面の問題を意識した治療的対話[4]を続けていくことで，患者自身がもつリソース（内的資源）を発揮して，自ら症状を改善できるように（＝セルフケア），患者の自律を支援したい．

文献
1) 日本ペインクリニック学会編．非がん性慢性疼痛に対するオピオイド鎮痛薬処方ガイドライン　改訂第2版．真興交易医書出版部，2017．
2) Type 2 diabetes: Patients reporting better quality of communication by their physician show improved self-care（https://www.introdia.com/pdf/150611_Trajenta__ADA_IntroDia_Release.pdf）.
3) 堀越　勝ほか．リエゾン場面への認知行動療法の応用．精神科治療学．2016；31(2)：163-170．
4) 田代雅文ほか．慢性疼痛の心身医学的診療：治療的対話の工夫．慢性疼痛．2013；32：79-87．
5) Judith S. Beck．認知行動療法実践ガイド：基礎から応用まで　第2版．星和書店，2015；250-251．

5 セルフケアを行うための評価法

島田　淳

　通常の歯科診療においては，患者の主訴を聞き，それに対比する客観的所見を見つけるための診察・検査を行い，両者を照らし合わせ診断し，治療計画を立て，それに沿って治療することとなる．

　齲蝕や歯周病は，患者が訴える問題に対する器質的な変化が比較的見つかりやすく，客観的所見が得られやすい．しかし顎関節症は，患者の訴える部位が顎関節や咀嚼筋であり，生物心理社会的モデルが適応されることからもわかるように，その評価は容易ではない．前述した米国歯科研究学会（AADR）による世界声明（TMD Policy Statement）において，適切な医療面接，臨床的診察および最小限の画像検査によって，顎関節症がほぼ的確に診断できるとされている[1]．その一方で，「顎関節症患者と正常者との鑑別や顎関節症の症型分類に有用な電子的診断機器は存在しない」「必要に応じて，筋骨格系，リウマチ系あるいは神経系の類似疾患の鑑別に用いられる医学的診断法や検査法を適用する」「心理テストを用いて患者の心理社会的要因を評価する」と記載されている（）[1]．

腰痛における要因

　同じ筋骨格筋の疾患である腰痛は，その85％が，あきらかな器質的変化に基づく異常所見が画像や血液検査で認められない非特異的腰痛とされている[2]．顎関節症と同様に，腰痛においてもMRIを中心にした画像技術の進歩によって，背中，腰の骨，椎間板の細部まで詳細に見ることができるようになった．しかし，「149人の勤労者におけ

- 適切な医療面接，臨床的診察および最小限の画像検査によって，顎関節症がほぼ的確に診断できるとされている
- 顎関節症患者と正常者との鑑別や顎関節症の症型分類に有用な電子的診断機器は存在しない
- 必要に応じて，筋骨格系，リウマチ系あるいは神経系の類似疾患の鑑別に用いられる医学的診断法や検査法を適用する
- 心理テストを用いて患者の心理社会的要因を評価する

図1　米国歯科研究学会（AADR）による世界声明（TMD Policy Statement）

> S：Subjective（自覚症状）…つらい症状や困っている問題を聴取して，患者自身の言葉で記載する
> O：Objective（他覚所見）…視診，触診等の診察や身体的検査，画像検査等で客観的な情報を整理する
> A：Assessment（評価，診断）…自覚症状と他覚所見を総合して検討し，病名および状態（重症度等）を把握する．もし，情報量が少なければ，検討する疾患も少なくなる．ここにおいては鑑別診断が重要
> P：Plan（治療計画）…問題解決のために，できる限りエビデンスのある治療を検討する．治療法は1つではなく，種々の要因を考えて提案し，患者の意志も重視して計画を立てる．心身医学的問題のある患者の場合は，特に厳密なインフォームド・コンセントを得る必要がある

 図2　SOAP（和気ほか，2017[8]）

るMRIを調べたところ画像所見と腰痛との関連は乏しく，しかも腰痛既往歴者の47%は正常所見であった」[3]，「重篤な基礎疾患のない非特異性腰痛患者に画像検査を行っても治療結果はよくならないので，ルーチンの即時的な画像検査はやめるべき」[4] などと報告されており，いわゆる「ぎっくり腰」すらどの組織が傷ついたかということが，厳密には診察でも画像検査でも特定できないため，急性の非特異性腰痛に分類される[5] とのことである．

ちなみに腰痛において身体的・人間工学的アプローチのみでは解決されないことがあきらかになり，近年，心理社会的要因が重要視されるようになった．ストレス，苦悩，不安，抑うつ，認知機能，恐怖回避，痛みによる行動，仕事の不満度，仕事上の精神的ストレスなど，種々の心理社会的要因が重要なリスクファクターとされる[6]．

顎関節症の評価法

顎関節症は，過敏性腸症候群，線維筋痛症，化学物質過敏症などと同様に，機能性身体症候群という「医学的に説明困難な」症候群に包括されている．これらの疾患は併発することが多く，特に線維筋痛症の75%に顎関節症が共存していると言われている[7]．

以上のことから考えると，顎関節症であるかどうか，顎関節症であったとしても，単純な顎関節症（中核群）であるのか，複雑な顎関節症（周辺群）であるのかを評価するとともに，心理社会的要因の評価がセルフケアを行うにあたり重要となってくる．以下にセルフケア行うための顎関節症症状の評価法を示す．

1）SOAP診療システム

現在の歯科診療において，SOAP診療システムを用いることが多い．Sは患者の訴え，Oは客観的所見，Aは評価または診断，Pは治療計画を指す（図2）．

> 自覚症状が,
> 1. 疼痛の場合…評価は触診を行い,疼痛の有無を調べる.しかし疼痛は自覚症状であり,顎関節や咀嚼筋に同程度の病態が存在しても,疼痛を訴えるかどうかは個人の疼痛に対する感受性が関与するため,評価は難しい
> 2. 顎関節(雑)音の場合…評価は触診や聴診で評価するが,これを顎関節症と診断するかどうかは患者がこれを雑音として訴えるかどうかで決まる
> 3. 開口障害や顎運動障害の場合…評価は主に開口量の測定や開口時の顎偏位で評価するが,痛みなどがなく患者が不自由と感じていなければ顎関節症と診断しないとともに,開口量は患者の意志によりコントロールが可能であるため,厳密な測定は難しい
> 4. 変形性顎関節症…顎関節症の診断には画像診断による評価だけでなく,患者の訴えが必要である

図3　顎関節症における自覚症状と客観的所見の関係(和気ほか,2017[8])

> 1. スクリーニング用テスト
>   ・Graded Chronic Pain Scale:GCPS(定量的慢性疼痛スケール)
>   ・Pain drawing(疼痛部位の描記)
>   ・Jaw Function Limitation Scale-short form:JFLS(顎機能制限スケール)
>   ・Patient Health Questionnaire:PHQ-4,9(心理的な悩み・苦悩,不安・抑うつの評価)
>   ・Generalized Anxiety Disorder:GAD-7(全般性不安障害の評価)
>   ・PHQ-15(身体化症状の評価)
>   ・Oral Behaviors Checklist:OBC(口腔行動チェックリスト)
> 2. 確定用テスト
>   ・臨床;精神医療の専門医と相談
>   ・臨床と研究;精神と行動の構造化面接

図4　DC/TMDのⅡ軸評価テスト(和気ほか,2017[8])

患者が,顎が痛い(Subjective)と言えば,それに対応する他覚所見(Objective)を診察・検査により探し,その所見で自覚症状(主訴)が説明できるかを検討し,評価・診断(Assessment)を行い,治療計画(Plan)を立案することになる.通常の歯科疾患は,患者の主訴に対する,客観的所見が見つかる可能性が高いため,このSOAP診療システムによる評価が有効である.

しかし,図3に示すように顎関節症における主訴と客観的所見の関係は複雑であるので[8],十分注意して評価する必要がある.

2) DC/TMDの2軸診断

DC/TMDにおいては,心理社会的問題の評価を踏まえ,2軸診断(Ⅰ軸:身体的評価,Ⅱ軸:心理社会的評価)を用いている.

心理社会的な機能であるⅡ軸の評価を詳細に行う場合,図4に示すようなDC/TMD

図5　うつ病の診断（PHQ-9）

図6　不安障害の診断（GAD-7）

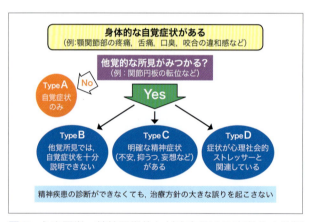

図7　心身医学，精神医学的な対応を要する患者の4分類（MW分類）（和気ほか，2017[9]）

の中のAxis IIの評価テストを用いる[8]．スクリーニング用テストとして，痛みの強度，疼痛障害，顎の機能，心理社会的苦痛，パラファンクションおよび広範囲にわたる痛みを評価する．テストのなかでは，まだ日本語版のないものも多いが，感情的な機能を，より詳細に評価するための心理テストであるPHQ-9（図5）とGAD-7（図6）については日本語版が公開されているので，参考にしてほしい．

しかし，テストのみでは十分な評価ができないため，確定診断にはリエゾン診療や専門家による面接が必要である．

3）MW分類[9]

現在の歯科における状況を考えると，心理テストを含めたII軸の評価を臨床に用いるには少し難しい．そこで精神科医でない歯科医師が治療方針を大きく誤らないために，MW分類という患者の評価・分類法が提案されている（図7）．

（1）TypeA，B

自覚症状に対応する明確な他覚所見が見つからない，あるいは所見が存在しても自覚

症状と乖離している場合である．

該当する精神疾患には，身体症状症，病気不安症などがある．その対応としては，不可逆的な処置は避けて保存的な治療で経過を見るが，場合によっては精神科や心療内科と連携する必要がある．ただし，時間経過とともに客観的所見が現れることもあるので，精神疾患と決めつけた対応にならないよう注意が必要である．

(2) TypeC

自覚症状に対する他覚所見が認められ，かつ明確な精神疾患が存在する．いわゆる併存するタイプである．

精神科などへ紹介または照会し，歯科治療の可否を相談する．

(3) TypeD

自覚症状に対応する他覚所見が認められ，症状の発症と経過にストレスが密接に関連し，かつ明確な不安や抑うつが認められない，いわゆる心身症．心身相関の気付きを促し，リラクセーション法などを指導する．

ストレスが重大であるケースでは精神科や心療内科と連携する．

4）痛みの構造化問診票

構造化問診票（図8）[10]は，他疾患との鑑別を含め疼痛の評価に用いられるが，痛みの頻度や持続時間，時間的特徴，増悪因子，緩解因子などは，生活習慣，悪習癖の是正などのセルフケアを行う際の情報として有用である．

これまでの評価から，患者が訴える顎関節症症状に対する心理社会的要因の関与を確認できたら，現在の状況において歯科医師としてどこまで関われるかを判断し，自分のできる範囲を過大評価することなく，難しいと感じたら無理せず，精神科や心療内科との連携を考える必要がある．ただし，心理テストは現在の精神状態を示しているだけで，症状の原因を示しているわけではないので，注意が必要である．

文献

1) American Association of Dental Research. Policy statement: temporomandibular disorders. 2010（http://aadronline.org/i4a/pages/index.cfm?pageid=3465）.
2) Deyo RA, Weinstein JN. Low back pain. N Engl J Med. 2001; 344(5): 363-370.
3) Savage RA, et al. The relationship between the magnetic resonance imaging appearance of the lumbar spine and low back pain, age and occupation in males. Eur Spine J. 1997; 6(2): 106-114.
4) Chou R, et al. Imaging strategies for low-back pain: systematic review and meta-analysis. Lancet. 2009; 373(9662): 463-472.
5) 松平　浩．新しい腰痛対策Q&A21　第3版．産業医学振興財団，2013；9.
6) 松原貴子．腰痛予防のための運動療法のエビデンス，腰痛予防と運動医療法指導．MED REHABIL．2016；198：70-76.
7) Francis Creedほか編，太田大介訳．不定愁訴の診断と治療　よりよい臨床のための新しい指針．星和書店，2014；23-30.
8) 和気裕之，澁谷智明．顎関節症Ⅱ軸診断入門　2　顎関節症の2軸診断．歯界展望．2017；129(2)：391-400.
9) 和気裕之，澁谷智明．顎関節症Ⅱ軸診断入門　3　心身医学的な治療．歯界展望．2017；129(3)：582-589.
10) 村岡　渡．痛みの構造化問診．日本口腔顔面痛学会編．口腔顔面痛の診断と治療ガイドブック　第2版．医歯薬出版，2016；71.

最近，感じている痛みについて細かくおたずねします．
痛みが2種類以上ある場合には，別々に書いてください．

① 部位：痛む場所はどこですか？
　　右・左・上・下・歯・歯肉・舌・あご・顔・こめかみ・頭・首
　　もっと詳しく：

② 発現状況：痛みが始まるきっかけとなったことがありますか？
　　特にない・あくび・硬いものを食べた・けがをした・多忙であった・歯科治療・ストレス
　　もっと詳しく：

③ 経過：今までたどった経過は，痛み始めてからどれくらいですか？
　　＿＿日／＿＿週間／＿＿か月／＿＿年くらい

④ 痛みの質：どのような種類の痛みですか？
　　ズキンズキンと脈打つ・ギクッと走るような・突き刺されるような・するどい・電気が走ったような・にぶい・
　　しめ付けられる・食い込むような・焼け付くような・チクチク・ぴりぴり・うずくような・重苦しいような・
　　さわると痛い・割れるような・うんざりするような・気分が悪くなるような・恐ろしくなるような・
　　耐え難い身の置き所のない痛み
　　もっと詳しく：

⑤ 痛みの程度：痛みの強さはどのくらいですか？
　　弱い・中程度・強い・激痛
　　気になる程度・仕事をするのに支障がある・仕事ができない
　　食べている間は気にならない・痛いが食べられる・痛くて食べられない
　　10段階だと　0・1・2・3・4・5・6・7・8・9・10

⑥ 頻度：どのくらいの頻度で起こりますか？
　　1日＿＿回／1時間に＿＿回／1分に＿＿回／1週間に＿＿回／1か月に＿＿回／
　　ずっと持続している
　　もっと詳しく：

⑦ 持続時間：1回の痛みはどのくらい続きますか？
　　＿＿秒／＿＿分／＿＿時間／＿＿日間／ずっと持続している
　　もっと詳しく：

⑧ 時間的特徴：痛みの変化の時間的特徴はありますか？
　　（起床時・日中・夕方・就寝前）は痛みが（良い・悪い）
　　もっと詳しく：

⑨ 増悪因子：痛みを生じさせたり，悪化させることはありますか？
　　食事・運動・緊張・入浴・就寝・ストレス
　　もっと詳しく：

⑩ 緩解因子：痛みを軽くできることはありますか？
　　冷やす・温める・安静・寝る・マッサージ・鎮痛薬の内服
　　もっと詳しく：

⑪ 随伴症状：痛いときに他に一緒に生じる症状はありますか？
　　頭痛・肩こり・めまい・しびれ・涙が流れる・鼻水が出る・胸が苦しい・目がチカチカする・吐き気・嘔吐
　　もっと詳しく：

⑫ 疼痛時行動：痛みのときに決まってする行動はありますか？
　　じっとしていられない・横になる・さする・押す・なるべく動かない
　　もっと詳しく：

図8 疼痛構造化問診票（村岡　2016[10]）

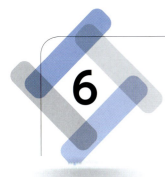

6 疾患教育とインフォームド・コンセント

島田 淳

疾患教育（患者教育）

　患者が歯科を受診する動機で一番多いのは，痛みである．齲蝕，歯髄炎，歯周炎，智歯周囲炎など，歯科医師は痛みを扱うことが多い．口腔内の痛みであれば，患者も齲蝕や歯周病ではないかなどと，自分なりの解釈モデルを描きながら歯科を受診する．しかし，その根底には「なぜこのような症状が起きたのか？」「今後どうなるのか？」などの不安があるはずである．歯科を受診し，診察を受け，現状と治療についての説明を受けることで，痛みはあっても気持ちは落ち着くであろう．つまり患者は，不安だから歯科を受診するのである．

　特に顎関節症の場合，痛む部位について自分ではどこが痛いのかよくわからないことが多い．朝起きたら顎のあたりが痛みだした．急に顎が鳴るようになった．口が開かなくなったなど，これまで体験したことがなく，何が起きているのかわからない状態となり，通常の歯科疾患よりも不安の度合いは高くなっているはずである．実際，顎関節症患者に対し，初診時，診察後に顎関節症であること，顎関節症についての説明と現在の状況，予後について説明しただけで症状が軽減する場合も多い．つまり，不安が症状を増加させている可能性がある．それゆえ，顎関節症患者に対しては，疾患教育（患者教育）として，まず顎関節症という疾患についての理解をしてもらうことが必要となる．

　その後，患者個々の診察・検査から得られた情報から，現在の患者の症状，病態そして原因として考えられる寄与因子について説明し，症状と寄与因子の関係と対処法，さらに治療方針と治療についての説明を行い，具体的なセルフケアの方法について指導する（）．

- 顎関節症に関する理解
- 個々の患者へ
    - 症状，病態，原因の診察・検査結果の説明
    - 現在の病状の成り立ちについての説明
    - 治療方針・治療方法の説明
    - 具体的なセルフケアの方法の指導

図1　疾患教育（患者教育）

顎関節症の治療において，患者のセルフケアへの取り組み方が治療成績に大きく関係してくるため，いかに患者のアドヒアランスを高めるかが重要となる．特にセルフケアとして行ってもらう運動療法は痛みを伴うことがあるため，セルフケアについての十分な説明と理解が不可欠である．

疾患教育（患者教育）の実際

　この項目については実際の患者に対して疾患教育（患者教育）できるよう患者説明用資料を付録としてつけてあるので，それを患者に示しながら，以下の説明を行うとよい．

1）顎関節症に関する理解
　以下の項目について患者に説明し，理解してもらう．

（1）顎関節症とは
　顎関節症は，
① 顎関節や咀嚼筋の疼痛
② 関節（雑）音
③ 開口障害あるいは顎運動異常
が3大症候である．病態は大きく，
・咀嚼筋，顎関節の痛みの問題
・顎関節の形態的な問題
に分けられる．

　いろいろな症状を訴え来院する患者がいるが，この3大症候の1つもなければ顎関節症ではないということを説明する．そして，顎関節症と同じような症状を示す疾患はたくさんあることを理解してもらう（図2，3）．これら疾患と顎関節症は共存することがあるので，状況によっては医科での診察が必要である旨を説明する．

（2）疫学（図4）[1]
　平成28年度の歯科疾患実態調査での結果から，「口を大きく開け閉めした時，あごに痛みがあるか」という質問に「はい」と答えた人の割合を示す．この結果から顎関節症の痛みは20〜24歳の女性に多く，顎関節症が悪性腫瘍のように，年齢とともに症状が悪化する疾患でないことがわかる．

（3）自然経過（図5）
・咀嚼筋痛障害，顎関節痛障害…69名の顎関節症患者を23〜36カ月追跡調査した報告において，最初に咀嚼筋痛を認めた47名中31名（66％），顎関節痛を認めた21名中11名（52％）で，追跡調査時に有意に症状の消失が見られたと報告されている[2]
・顎関節円板障害…復位を伴う場合，クローズド・ロックへ移行する可能性は約10％である．また，復位を伴わない場合，症状の改善は2〜4週間で23〜33％，6カ月で34％，1年で50％と報告されている[3,4]
・変形性顎関節症…2年半の観察で53％が改善したが，47％では不変で改善しなかった[5]

第Ⅱ章—セルフケアの実際

```
Ⅰ. 顎関節症以外の顎関節・咀嚼筋の疾患あるいは障害…
   図3参照
Ⅱ. 顎関節・咀嚼筋の疾患あるいは障害以外の疾患
 1. 頭蓋内疾患…出血，血腫，浮腫，感染，腫瘍，動静脈奇形，
   脳脊髄液減少症など
 2. 隣接臓器の疾患
   1) 歯および歯周疾患…歯髄炎，根尖性歯周組織疾患，歯
     周病，智歯周囲炎など
   2) 耳疾患…外耳炎，中耳炎，鼓膜炎，腫瘍など
   3) 鼻・副鼻腔の疾患…副鼻腔炎，腫瘍など
   4) 咽頭の疾患…咽頭炎，腫瘍，術後瘢痕など
   5) 顎骨の疾患…顎・骨炎，筋突起過長症（肥大），腫瘍，
     線維性骨疾患など

 6) その他の疾患…茎状突起過長症（Eagle症候群），非定
    型顔面痛など
 3. 筋骨格系の疾患…筋ジストロフィーなど
 4. 心臓・血管系の疾患…側頭動脈炎，虚血性心疾患など
 5. 神経系の疾患…神経障害性疼痛（三叉神経痛，舌咽神経痛，
    帯状疱疹後神経痛など各種神経痛を含む），筋痛性脳脊髄
    炎（慢性疲労症候群），末梢神経炎，中枢神経疾患（ジスト
    ニアなど），破傷風など
 6. 頭痛…緊張型頭痛，片頭痛，群発頭痛など
 7. 精神神経学的疾患…抑うつ障害，不安障害，身体症状症，
    統合失調症スペクトラム障害など
 8. その他の全身性疾患…線維筋痛症，血液疾患，Ehlers-
    Danlos症候群など
```

図2 顎関節症と鑑別を要する疾患あるいは障害（日本顎関節学会，2014をもとに作成）

```
A. 顎関節の疾患あるいは障害
1. 先天異常・発育異常
   1) 下顎骨関節突起欠損
   2) 下顎骨関節突起発育不全
   3) 下顎骨関節突起肥大
   4) 先天性二重下顎頭
2. 外傷
   1) 顎関節脱臼  2) 骨折（下顎骨関節突起，下顎窩，関節隆起）
3. 炎症
   1) 非感染性顎関節炎  2) 感染性顎関節炎
4. 腫瘍および腫瘍類似疾患
5. 顎関節強直症
   1) 線維性  2) 骨性
6. 上記に分類困難な顎関節疾患（特発性下顎頭吸収など）

B. 咀嚼筋の疾患あるいは障害
1. 筋萎縮
2. 筋肥大
3. 筋炎
4. 線維性筋拘縮
5. 腫瘍
6. 咀嚼筋腱・腱膜過形成症

C. 顎関節症（顎関節・咀嚼筋の障害）

D. 全身疾患に起因する顎関節・咀嚼筋の疾患あるいは障害
1. 自己免疫疾患（関節リウマチなど）
2. 代謝性疾患（痛風など）
```

図3 顎関節・咀嚼筋の疾患あるいは障害（日本顎関節学会，2014をもとに作成）

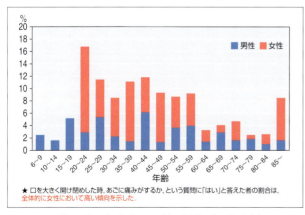

図4 顎関節に痛みを自覚する者の割合（6歳以上）
（平成28年歯科疾患実態調査結果データより作成）

```
咀嚼筋痛障害    23～36カ月   66%改善
顎関節痛障害    23～36カ月   52%改善
顎関節円板障害  復位性が非復位性となる割合
                            10%以下
                非復位性  症状の改善は
                            2～4週間  23～33%
                            6カ月    34%
                            1年      50%
変形性顎関節症  2年半  53%改善，47%不変
```

図5 顎関節症における自然経過（Manfrediniほか，2013[2]，栗田，2002[3]，2003[4]，1998[5]をもとに作成）

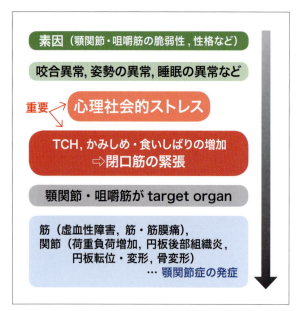

図6 顎関節症の発症メカニズム（和気ほか，2017[6]）

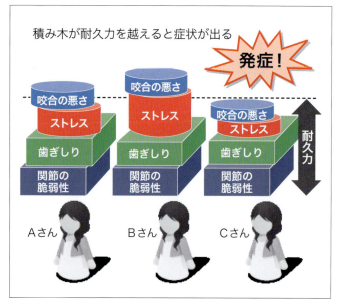

図7 顎関節症の症状が出る人と出ない人（佐藤文明．診断・治療概論．木野孔司監著．「TCH」見逃していませんか？ デンタルダイヤモンド社，2016：48-73）

ただし，顎関節症は時間の経過とともに症状が軽減，消失するケースが多いが，それには時間がかかること，なかには慢性化してしまうケースがあることから，症例に応じた適切な管理，指導，加療が必要である．

（4）発症について

原因は多因子であり，図6，7に示すように，病気にかかりやすい素質（素因）に，歯ぎしり，生活習慣，悪習癖，かみあわせ，ストレスなどの積み木（寄与因子）が，個人の耐久性を越えると発症すると言われている．積み木の高さが低くなるか，個人の耐久性が高くなれば症状は治まる[6]．

（5）生活習慣と悪習癖（図8）[7]

顎関節症の原因の多くは，顎関節・咀嚼筋への負担過重が考えられる．

日常生活での生活習慣と悪習癖および心理社会的要因をはじめとして，ストレスによる負担に気を付ける（57～61ページ参照）

2）顎関節症の治療に関する理解（129～136ページ参照）[8,9]

（1）運動器障害としての顎関節症

顎関節症は，これまで述べてきたように顎関節・咀嚼筋など運動器の疾患である．そこで，患者に自己の状況を理解してもらうため，咀嚼筋，顎関節について図を示しながら説明する．そのうえで運動器は，動かすことで機能の維持が図れることから，急性痛の場合には安静にすることが重要であるが，慢性痛となった場合には動かさないことが，むしろ症状の増悪因子となるため，運動療法の重要性についても理解してもらう．

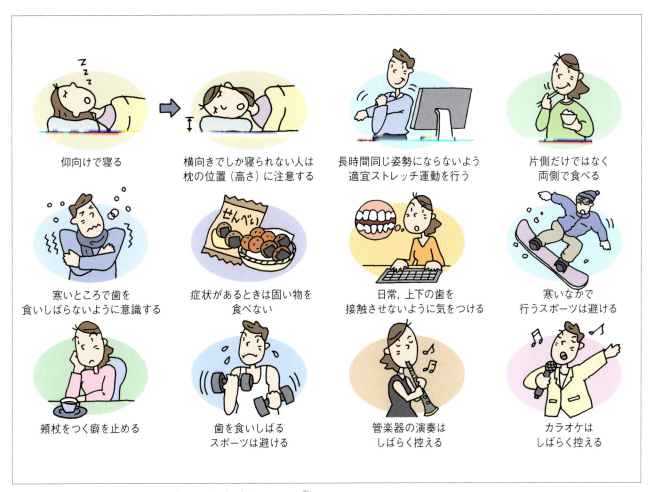

図8 顎関節症で注意する生活習慣や悪習癖（島田，2015[7]）

　それぞれの病態とセルフケアの重要性については，14〜22ページを参考にし，患者に説明する．

(2) 運動療法における疾患教育（患者教育）とインフォームド・コンセント

　顎関節症において，以前は安静を指示することが一般的であった．近年では安静にしていることが組織の廃用萎縮を招き，症状を慢性化させると言われている．しかし，患者は痛みがある場合には怖いので動かさないと考えるのが通常であろう．実際，安静にしていても症状が自然消失する可能性もある．その場合，「再び痛みが出ることの恐怖のため，動かさない」ということも当然ではある．また，歯科医師にも安静が慢性化を招くという知識が啓発されているとは言い難く，慢性痛を訴え来院する患者に聞くと前医にて安静を指示されていたということも多い．

　現在の考え方は，運動療法により「動かすことで機能が改善することに伴い，痛みが改善する」である．すなわち運動療法は痛みを伴う．患者に痛みを我慢してセルフケアをしてもらうには，痛みは運動を続ければよくなるということを理解させるための十分

なインフォームド・コンセントが必要となる（62〜69 ページ参照）．

また，治療時においても，痛みがあれば患者は症状が改善しているとは考えない．実際は開口量が増えれば，そのぶん痛みが強くなったり，関節（雑）音が出現したり，大きくなったりする．毎回の診察においては，開口量，圧痛を確認し，客観的な所見が改善していることを示す．そして現在の症状をよく聞き，よくなっている部分を見つけ，それを強調し，「よくなっていますね」と励ますことで，患者のアドヒアランスを高めるようにすることが重要である．

個々の患者の疾患教育（患者教育）

ここまで述べてきた内容と診察・検査から得られた情報を基に，個々の患者に対してさらに以下の説明を行う．
・症状，病態，原因の診察・検査結果の説明
・現在の病状の成り立ちについての説明
・治療方針・治療法の説明
・具体的なセルフケアの方法の指導

顎関節症治療の主体はセルフケアである．いかに患者のアドヒアランスを高め，セルフケアを確実に行ってもらうかが，症状改善のカギとなる．そのためには十分な患者の理解を得るためのインフォームド・コンセントが必要である．

文献
1) 厚生労働省．平成 28 年度歯科疾患実態調査(http://www.mhlw.go.jp/toukei/list/62-28.html)．
2) Manfredini D, et al. Natural course of temporomandibular disorders with low pain-related impairment: a 2-to-3-year follow-up study. J Oral Rehabil. 2013; 40(6): 436-442.
3) 栗田賢一．顎関節症の自然経過と ADL：ADL 評価に基づく顎関節機能障害度分類と治療成績．顎頭蓋誌．2002；5：1-9．
4) 栗田賢一．顎関節症の疫学　2　自然経過．日本顎関節学会編．顎関節症．永末書店，2003；332-336．
5) Kurita K, et al. Natural course of untreated symptomatic temporomandibular joint disc displacement without reduction. J Dent Res. 1998; 77(2): 361-365.
6) 和気裕之，澁谷智明．顎関節症 II 軸診断入門　2　顎関節症の 2 軸診断．歯界展望．2017；129（2）：391-400．
7) 島田　淳．顎関節症の"いま"をつかむ　すーっとわかる顎関節症．DHstyle．2015；9(8)：12-25．
8) 木野孔司ほか．新　顎関節症はこわくない．砂書房，2011；8-15．
9) 中沢勝宏．中沢勝宏の誰にでもわかる咬合論．デンタルダイヤモンド社，2011；24-36．

7 認知行動療法的対応の実際

島田　淳

認知行動療法と認知行動療法的対応

　近年，顎関節症をはじめとした心身医学的問題が関係する歯科疾患の治療において，認知行動療法あるいは認知行動療法的対応という言葉が用いられることが多い．

　認知行動療法は，非機能的思考，否定的な自動思考を同定，認知的介入（認知療法）と行動的介入（行動療法）を選択・組み合わせ，問題となる思考を修正し，感情的苦痛の変容を目指す治療法である．第1，第2，第3世代の3つの世代があり，第1世代は行動療法と呼ばれ，問題行動を行動という視点から理論化する学習理論を基盤として開発された．第2世代は問題行動や疾患の心理学的理論化において行動に加えて認知の役割を強調した治療法であり，これが狭義の認知行動療法である．第3世代はマインドフルネス（自分の認知や行動，気分などに客観的な視点を保って気づいていることを示す心理学概念）や受容を強調した理論を基盤にもつ治療法である[1]（図1）．

　認知行動療法は，最初はうつ病を対象としていたが，その後不安障害，統合失調症などの疾患に対する治療法として推奨されている．近年では慢性痛治療にも用いられており，顎関節症も少なからず心理的な要因が影響していることから，顎関節症の治療においても認知行動療法が有効であるとされている．

　人はさまざま環境において，自動的に湧き起る思考やイメージ（自動思考）によって適応的に判断を行っている．強いストレスを受けるような環境下ではその判断に偏りが

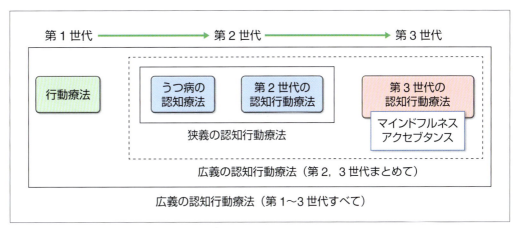

図1　認知行動療法の定義（有村，2016[1]）

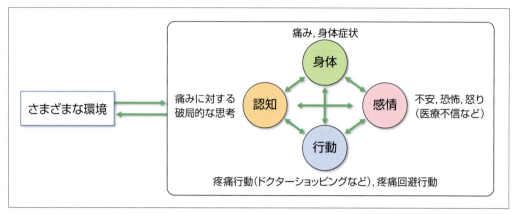

図2 認知行動療法モデルに基づく問題の概念化（堀越ほか，2016[3]）をもとに作成）

生じ，非適応的反応を示すようになる．その結果，抑うつ感や不安感，怒りなどの否定的な気分が強まり，非適応的な行動が引き起こされる．否定的な気分と痛みは相互に増悪しあい，悪循環が形成されていく[2]．

慢性痛に対する認知行動療法ではさまざまな環境に対し，起きている反応を「認知（思考）」「身体」「感情（気持ち）」「行動」の4つの側面に分けて評価するとともに，問題点を表在化させ，それぞれに対する具体的な介入方法を立案する．介入の基本は，非機能的な「認知」があれば変容をうながし，「身体」に対しては身体科としての介入が主であり，「行動」に対しては問題行動があればその変容を目指す．「感情」は介入による修正は難しいため無理に修正しようとするのではなく，自ら気づいて認めてもらうように促す[3]（図2）．

認知行動療法の目標は，身体機能の改善，生活障害の減少，うつや不安等の否定的気分，心理的苦悩の改善，身体を動かすことへの不安の減少，痛みの減少などである．認知行動療法の慢性痛に対するエビデンスは確立しているが，認知行動療法により痛みを完全に消失させることは不可能であり，痛みを消失させるというよりは，痛みがあっても身体を動かす，日常生活が送れるようになる，痛み，うつ，不安にうまく対処できるようになることが目標となる[1]．

顎関節症における認知行動療法として，顎関節症によって生じた痛みに対する認知への対応（痛みをどのように考えるか）と顎関節症によって生じた痛みへの対処技法（痛みを減らすためには，どのようなことを行うか）を行うことは，顎関節症患者の社会的機能や身体的健康の回復に重要な役割を果たすとされている[4]．

実際の認知行動療法においては，治療者が一人の患者に対する個人療法形式または数名のグループで行う集団療法において行われ，多くは週1回のペースで6〜12回のセッションで構成される．それぞれのセッションでは患者への受容，共感，良好な治療関係（治療同盟）の形成，患者同士のサポートに加えて，痛みの心理的性質や痛みに伴う問題について教育を行う心理教育の要素，認知や行動を変化させる認知的技法や行動的技法の教示と練習から構成される[1]．

表 1 簡易精神療法（和気ほか，2017[9]）

① 傾聴	…「あなたの訴えを，関心をもって聴いていますよ」という姿勢が伝わるようにすること．関心をもって聞かなければ引き出すことができない話もある．実際の医療面接においては，まず，患者が思っていることを話してもらう．傾聴していることを患者に示すためには相手の語尾を繰り返すことが基本的な技であり，ときに沈黙，さらにうなずくなど相槌や確認することも必要である．
② 共感	… 共感的な態度はラポールを築くうえでの根本である．基本的には「もし自分が患者の立場だったらどう感じるか」を想像し，患者の不安を受け止めたというサインを言葉と態度で表わす．
③ 受容	… 患者の訴えに耳を傾け，その気持ちを受け止める．患者の話におかしいところがあっても，まずは素直に耳を傾け受容的な態度を続けることで不安や緊張を軽減させる．
④ 支持	… 患者の思いを受け止める．医療者の考えを押し付けるのではなく，温かく寄り添い，患者自身の治る力を支える．このとき，患者の感情と自分の感情を考えながら，常に変わらない態度で接する．
⑤ 保証	… 適切な医療面接や身体的な診察・検査・説明や指導等を行い，病気や不安のメカニズムを十分に説明することで，不安・緊張・恐怖等を緩和させて安心や自信を与える．

　実際の臨床においては，認知行動療法を，医科では主に臨床心理士が行うことになる．顎関節症に対しては，欧米では臨床心理士が行う場合がほとんどであるが，日本では歯科医師が医科や認知行動療法が行える施設へ紹介するか，自身で対応することとなる．では歯科医師が認知行動療法を行うことは可能であろうか？　これまで述べてきたように，認知行動療法は専門的な治療法であり，実践するには正式なトレーニングが必要である．また，認知行動療法にも副作用があると言われており，中途半端に行うことでかえって症状を悪化させ難治性とさせてしまうことも考えられるので，正式な認知行動療法を歯科医師が行うことはかなりハードルが高いことになる．

　それでは，実際の臨床において歯科医師はどうしているのであろうか？　通常の歯科診療において，熟練した歯科医師は，意識しているか無意識かは別にして，傾聴，共感，受容，支持，保証という簡易精神療法（支持的精神療法）（**表1**）により診療を行っている．そのうえで，顎関節症や心身医学的問題のある患者に対して，医療面接のなかで，患者の認知（物の見方，考え方など）の歪みを見付け，患者自身が気付くことを促し，気分や感情，感覚そして行動に影響していることを説明し，理解してもらうことを行っていると思われる．つまり正式な認知行動療法ではないが，認知行動療法を利用した認知行動療法的対応を行っていると言える．

日常臨床のなかでの心理療法

　日本では国民皆保険制度の影響もあり，保険診療を行う場合，一人の患者に割ける時間が限られてくる．これは歯科に限ったことではなく，精神科でも同様のようである．
　中村は，「日常臨床における精神療法－10分間で何ができるか－」という書籍のなか

表2 歯科臨床で用いることが可能と思われる認知行動療法的対応(岡, 2015[8])をもとに作成)

技法	内容	具体例
認知再構成	疼痛経験をネガティブに捉えてしまう思考過程を,前向きで現実的な別の考え方に修正する	疼痛が生じたときに「何ができるか考えよう」と肯定的に考える
視覚イメージ法	目を閉じて,自分の気持ちが落ち着く情景を想像する	自然の風景をイメージする
ディストラクション	疼痛に過剰に注意しすぎないように,痛み以外の刺激に注意を向ける	テレビを観る,本を読む
セルフモニタリング	患者自身が記録をとって,何が自分の症状悪化に影響しているかを自分で見つける方法	頭痛日記
リラクセーション	筋緊張と交感神経の緊張は痛みの増悪因子となることが多く,筋緊張を低下させることが痛みの緩和に結びつく	腹式呼吸法,漸進的筋弛緩法,自律訓練法

で,「優れた臨床家はあえて精神療法と銘打たずとも,患者の回復を促す技法を自然と身につけているものである」として,医療者の言葉や診療姿勢は精神療法的アプローチと呼ぶことができるとしている[5]. また,山下は「日常臨床において,いわゆる体系的な心理療法よりも,ごく普通の臨床的配慮,あるいは常識的な診療が必要かつ十分であることが多い」としている[6]. さらに青木も「理論や技法以前に,ていねいに患者さんの話を聞き,そのつらさをねぎらうという,技法以前の要因,すなわち支持的精神療法(簡易精神療法)が大きく効いていると感じることが少なくない」と述べており,さらに「それに加えて精神療法を行う人の人柄の影響も大きい.時には人柄が一番効いているのではないかとさえ思う事がある」として,これを「人柄精神療法」と名付けるとともに,「精神科診療において理論と技法が占める割合は,思っている以上に少ないのではないか」としている[7].

以上から考えると,認知行動療法などの心理療法を修得し実践することは意義あることと思われるが,これまで述べてきたようなことに留意し,まず日常臨床において,簡易精神療法をしっかりと行うことができれば,それだけでも十分効果があるということになる.

ただ,歯科と精神科での違いを考えると,歯科医師は身体医であり,身体的な問題についての訴えについて,実際に客観的な所見がみられた場合に,主訴と客観的所見とを対比し,早急に身体的な治療が必要なのか,経過観察をするのか,他科と連携,あるいは紹介するのかについても,慎重に考え対応しなければならない.

歯科臨床で行える認知行動療法的対応の実際

認知行動療法的対応のなかでも,歯科臨床で行えると思われる対応について表2に示す[8].

顎関節症においては,生活習慣や悪習癖による顎関節・咀嚼筋への過負荷が,筋緊張

表3 リラクセーション法の実際（和気ほか，2017[9]）

・漸進的筋弛緩法

咀嚼筋のような筋肉を弛緩させるためには，一度筋肉を緊張させてから行うことが効果的である．そのために行う方法である．
① 眼を約10秒間強く閉じさせて，その後に一気に脱力させる
② 30〜60秒間腹式呼吸をさせて，リラックスした気分を味わわせる
③ 足から下腿，大腿，臀部，腹部，背部，胸部，手，前腕，上腕，肩，頸部，顔面部，頭部へと緊張と弛緩を繰り返させる

・自律訓練法

注意の集中や自己暗示の練習で全身の緊張を解放し，心身の状態を自分で調整できるようにすることを目標にする自己催眠法の一つ．
安静感：「気持ちがとても落ち着いている．心がとても静かである」と暗示させる
重感練習：「右腕が重い，とても重い，左腕が重い，両腕が重い，右足が重い，左足が重い，両腕，両足が重い」と，重い感じが起こっていると想像して暗示させる
温感練習：同様に両腕，両足が温かいと暗示させる
呼吸調整練習：「とても楽に呼吸している．心臓が静かに，規則正しく打っている」
腹部温感練習：「胃のあたりが温かい」
顎部涼感練習：「あごが気持ちよく冷たい」
そして最後に消去動作（両手の開閉運動，両肘の屈伸運動，深呼吸，背伸び，開眼）をして終了．1回の練習時間は2〜3分，それを2〜3回，1日2回程度行い，2〜3週間続けるとよい．

・腹式呼吸

交感神経の働きを抑え，副交感神経の働きを促進してリラックス作用がある．
① 息を吐ききる；まずは肺に残っている汚れた息を全部吐ききる．吐き出すにつれてお腹がへこむ
② 息を吸い込む；鼻からゆっくりと空気を吸い込む．このときお腹を膨らましていっぱい吸い込む
③ 息を止める；お腹に力をいれて5〜10秒間息を止める．このとき吸い込んだ息を全身に行き渡らせるようイメージする
④ 息を吐き出す；息を静かに吐き出していく

と交感神経の緊張を引き起こし，痛みの増悪因子につながることが多く，筋緊張を低下させることが痛みの緩和に結びつくため，このなかでもリラクセーション法は特に有用であると思われる（**表3**）[9]．

文献
1) 有村達之．認知療法と認知行動療法．山本達郎，田代雅文編．慢性痛の心理療法ABC．文光堂，2016；111-117．
2) 坂本英治．認知行動療法．日本口腔顔面痛学会編．口腔顔面痛の診断と治療ガイドブック　第2版．医歯薬出版，2016；141-144．
3) 堀越　勝，大江悠樹．リエゾン場面への認知行動療法の応用．精神科治療．2016；31(2)：163-170．
4) Turner JA, et al. The roles of beliefs, catastrophizing, and coping in the functioning of patients with temporomandibular disorders. Pain. 2001; 92(1-2): 41-51.
5) 中村　敬編集．日常臨床における精神療法　10分間で何ができるか．星和書店，2016；1-25．
6) 山下　格．精神医学ハンドブック―医学・保健・福祉の基礎知識　第7版．日本評論社，2010；20-25．
7) 青木省三．こころの病を診るということ　私の伝えたい精神科診療の基本．医学書院，2017；245-248．
8) 岡　浩一郎．運動器疼痛管理のための認知行動療法―膝痛高齢者への痛み対処スキルトレーニングの応用―．行動医研．2015；21(2)：76-82．
9) 和気裕之，澁谷智明．顎関節症II軸診断入門　2　心身医学的な治療．歯界展望．2017；129(3)：582-589．

8 セルフケアとしての運動療法

田口 望

顎関節症における保存的治療法のうち運動療法は，近年その臨床的効果が徐々に明らかにされてきており，重要性が注目されている．その運動療法には，プロフェッショナルケアとセルフケアがあり（23〜28ページ参照），術者の行うプロフェッショナルケアにより関節痛・関節可動域の改善などの臨床効果を，持続・維持・管理するために術者の指導により患者自身が行う運動療法をセルフケアという．

われわれ術者の行う保存的治療に加え，患者自身が自己管理できるようにセルフケアをサポートするためには，それら各種病態により以下に示すセルフケアを選択し，患者自身に的確な指導を行っていくことが顎関節症治療の基本である．以下のセルフケアとしての運動療法を，習得していただきたい．

筋訓練療法（筋力増強訓練）

筋訓練療法は，術者の指導により患者自身が行う筋力増強訓練であり，筋力低下をきたした顎関節症症例に応用されるセルフケアである．

顎関節症においては，筋・筋膜トリガーポイントを有したり，クローズド・ロック等で関節可動域制限をきたし筋の拘縮を起こすなどの筋障害を惹起することが多い．すなわち，開口障害や顎運動時痛が長期にわたり存在すると，筋力の低下は普通にみられる．そのため，できるだけ早期に運動制限の病態を改善することが，関節可動域の制限や筋力の低下を予防することにつながる．

顎関節症のどの病態に対しても，筋力を増強し継続的に訓練することは有効である．これは，過度に短縮した筋節では収縮タンパクのエネルギー源であるアクチンとミオシンなどの供給が不足するために，筋の作業能力に影響を与え，筋力の低下につながる．実際の臨床で，数カ月間クローズド・ロックを患った陳旧症例では，患者の咀嚼筋，特に側頭筋・咬筋の筋線維の脆弱化が顕著（触診にて，筋の厚味の減弱がみられる）となる．筋力低下は，運動器疾患において，改善を遅らせると同時に，症状悪化を助長する要因であり，筋力を増強することが症状の悪化を防ぎ，早期に症状改善を図るカギとなる．まずは，積極的にマニピュレーション等運動療法を行い，症状の改善が見られたら，筋訓練療法を行っていくことが重要である（図1）．

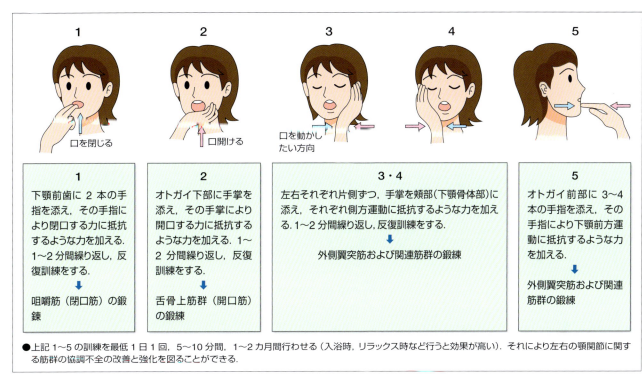

図1　筋訓練療法（筋力増強訓練）

【適応症】
　咀嚼筋痛障害・顎関節痛障害・関節円板障害・変形性顎関節症のすべての病態に有効であり，筋力低下のみられる症例．

【方法】
　筋力の改善を図るために，自ら行わせるものである．顎関節症における筋訓練療法には，主に等尺性運動と等張性運動を行い，等尺運動は筋力の増強訓練に，等張性運動はリズミカルな運動で関節可動域の増大・協調性訓練に適している．咀嚼筋の運動には，図1に示したようなパンフレットを作成し，ストレッチ療法などで筋症状の改善傾向がみられた時点より，積極的に患者自身に行ってもらう．

① 閉口筋群の鍛錬
　20mm程度開口位にて，下顎前歯部に利き手の示指・中指を当て，下に引っ張る力を加える．そして加えた力に抵抗するようにゆっくりと閉口させる（1〜2分間）．

② 開口筋群の鍛錬
　閉口筋群の鍛錬とは逆の力を加える．オトガイ部に手掌を当て，力を加えながらゆっくり開口させる（1〜2分間）．

③ 外側翼突筋の鍛錬
　手掌を頬部に当て，その力に抵抗するように側方運動をゆっくり行う（1〜2分間），同様に反対側も行う．

④ 外側翼突筋および関連筋群
　オトガイ部に示指・中指・薬指の3本を当て，力を加えながらそれに抵抗する力を加

え，下顎をゆっくり運動させる（1〜2分間）．

⑤頸部筋の鍛錬

片側側頭部に手掌を当て，顔の中心方向へ軽く押す．このとき顔は手の力に抵抗して動かさないように頑張る．反対側も同じ運動を行う（1回10秒を5回程度行う．1日4回朝・昼・晩・入浴時）．

患者にパンフレットを渡し，その実際を十分に説明のうえ実施させることで，効果を発揮する．その力は，患者自身が心地よい疲労感を自覚する程度とする．

開閉口運動療法

1）顎関節可動化訓練

咀嚼筋痛障害・変形性顎関節症・顎関節痛障害により顎運動域の狭小化がみられる症例は，関節可動域制限が観察され，それら患者に対し，機能的運動範囲を回復することで，防御的筋収縮を起こさないようにゆったり・ゆっくりとした力で行う．

【適応症】

咀嚼筋痛障害・変形性顎関節症・顎関節痛障害により，顎運動域の狭小化がみられる症例．

【方法】

顎を左右に動かし，ゆっくりと開閉口を行う．また，拇指・示指・中指を使って上下前歯を押し広げる運動も併せて行う．この訓練は，軽い痛みや関節（雑）音が発生することがあるが，毎日5〜10分程度行う（図2）．

注意点は，関節のストレッチ効果は低く，強い疼痛がある場合は無理をせず行うことである．

2）関節円板整位訓練

関節円板前方転位症例で引っかかり感が強く，ときに痛みがある症例，軽度のクリック症例に対し，スムースな顎運動を獲得するために，前方転位した関節円板を復位した状態で開閉口運動を繰り返し行うものである．ただし関節（雑）音の消失を目的とするのではなく，関節円板の形態を適応変化させて円滑な顎運動の獲得を目的とする．

【適応症】

復位性関節円板障害で引っかかり感の強い症例．

【方法】

治療顎位，すなわち関節円板が正しく下顎頭上に復位した状態で開閉口を繰り返し，自ら徐々にその位置を咬頭嵌合位へ近づけていき，自力で関節円板の整位もしくは適応変化，スムースな顎運動を獲得することを目指す（図3）．

注意点として，関節（雑）音を消滅させることを目標とはせず，適応変化を期待することを患者自身によく説明し，納得させ治療にあたることである．

第Ⅱ章─セルフケアの実際

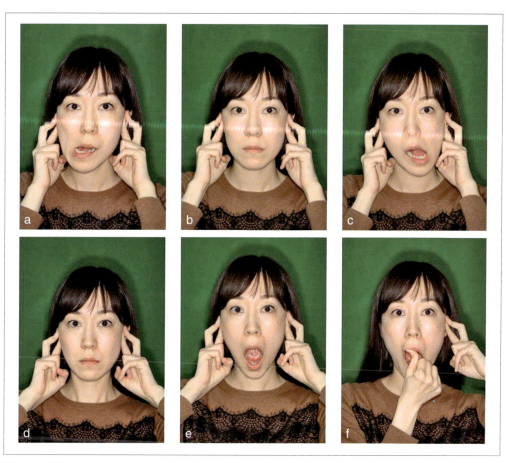

図2　顎関節可動化訓練の実際
a～c：左右差を意識した側方滑走運動
d,e：自発的開口訓練
f：手指による強制開口訓練
1日5～10回，1回3分程度行う（急性期は行わない）

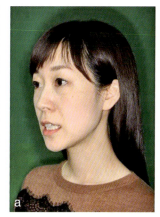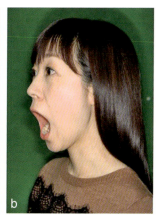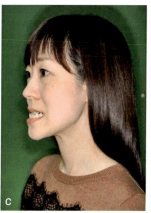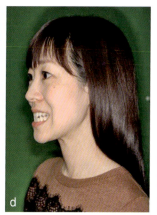

図3　関節円板整位訓練の実際
a：咬頭嵌合位の状態．関節円板は前方転位している
b：最大開口する．関節円板が復位し，クリックが起きる
c：前方位で閉口する．関節円板は復位したままの状態である
d：関節円板が復位したままの状態でゆっくり治療顎位へ戻す．関節円板は整位された状態のまま，開閉口運動を繰り返す（関節円板の適応変化を期待し，よりスムースな顎運動が可能となる）

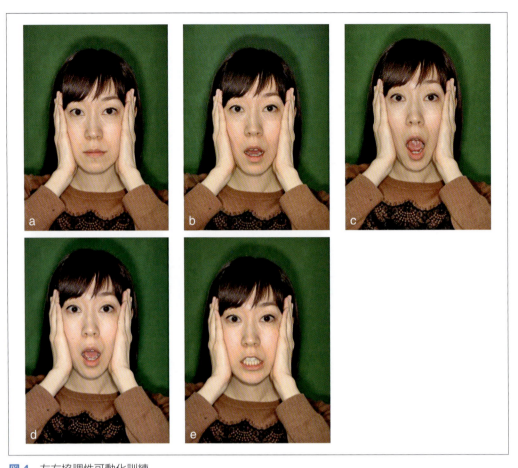

図 4 左右協調性可動化訓練
1 日 4 回程度，手掌にて両側の頰部を圧迫し，まっすぐ開口できるようにアシストしながら開閉口運動を訓練する

3）左右協調性可動化訓練

　開閉口時に下顎前歯部の運動軌跡が，左右へ乱れた動きをする，すなわち，片側の関節円板の引っかかりが強く存在し，開口軌跡が左右へブレて乱れる場合や，左右の顎関節咀嚼筋群の協調失調をきたしている症例などに，正常な顎運動を回復することを目標とする．

【適応症】
　下顎頭の滑走運動障害があり，左右の協調失調のある症例．
　動揺関節（関節包の弛緩）・関節円板の内側極，外側極の付着部障害のある症例．

【方法】
　1 日できれば朝・昼・夜・就寝時の 4 回ほど，手掌にて両側の頰部を圧迫し，まっすぐ開口できるようにアシストしながら開閉口運動訓練する．そして大開口で 1～2 分間維持し，それを 4,5 回繰り返す．すなわち，両側の下顎頭が左右同時に協調滑走し，まっすぐ開閉口を繰り返す訓練である（図 4）．

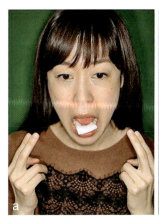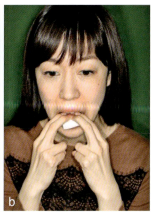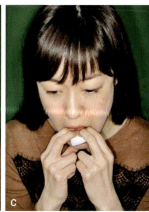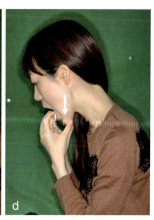

図5 自己牽引療法の実際
a：やや前傾姿勢を取り，下顎前歯部に小折ガーゼを置く
b：両手示指・中指を下顎前歯部にかける
c,d：下顎を重力の方向（まっすぐ下の方向）へストレッチさせる．約10秒間10回程度をめどとする

自己牽引療法

　顎関節症の病態で，顎関節痛障害・関節円板障害・咀嚼筋痛障害・変形性顎関節症など顎関節構成体の疼痛により運動障害をきたしている症例の治療法は，運動療法を第一選択とすることが重要である．自己牽引療法（ストレッチ運動）は，患者自身が下顎骨を自分の手指にて前下方へ引っ張ることにより行う．顎関節構成体のストレッチ運動により，顎関節腔のストレッチと，咀嚼筋群のストレッチを同時に行うことができる．

　術者の行う運動療法で症状改善が見られた後，改善状態を維持管理する手段として，術者の指導により患者自身が行うセルフケアのうち自己牽引療法はすべての病態に適応となり，顎関節腔のストレッチと咀嚼筋群のストレッチの効果があり，最も重要な方法である．

【適応症】
　咀嚼筋痛障害・顎関節痛障害・関節円板障害・変形性顎関節症など顎関節症すべての症例に有効．

【方法】
　より効果的な自己牽引療法（ストレッチ運動）の実際（図5）．
① 椅子に背筋を伸ばしてしっかりと腰掛ける（入浴中は湯船で正座する）
② やや前傾姿勢をとる
③ 頭を約60°の角度で前傾させる
④ 2横指程度開口し，示指と中指を下顎前歯部にあてがう
⑤ 拇指をオトガイ下部にあて，下顎骨全体を垂直方向下方に10秒間牽引し，それを10回程度行う（その力は，疼痛を感じない程度で開口域が4～5mm拡大する程度）

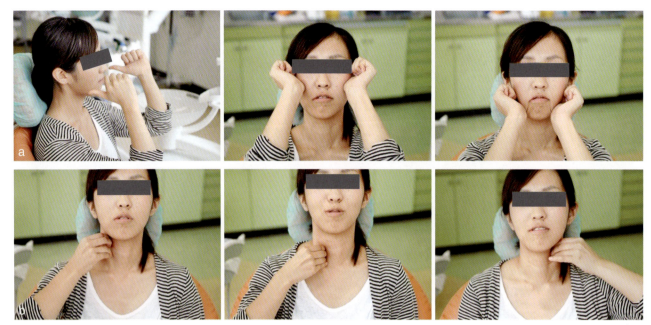

図6 セルフケアによるクリニカルマッサージ
a：咬筋．自らの拇指の側面を使い，平圧しながらマッサージする
b：胸鎖乳突筋．自らの手指を用い，挟圧しながらマッサージする

マッサージ療法

　プロフェッショナルケアの筋・筋膜トリガーポイントに対する徒手療法により，筋・筋膜トリガーポイントの症状改善等みられた場合，症状の後戻りをなくす目的で，筋痛部位を中心に，入浴時など温まった状態でセルフケアによるクリニカルマッサージを行う．クリニカルマッサージを行うことで血行をよくし，可動域の改善につながる．

- 平圧法：咬筋・側頭筋，顎二腹筋
- 狭圧法：胸鎖乳突筋

【適応症】
　咀嚼筋痛障害を有する症例，胸鎖乳突筋など頸部筋に疼痛を有する症例．

【方法】
- 咬筋・側頭筋等に対しては，手指を用い平らに押さえる平圧法を行う（図6a）
- 胸鎖乳突筋・僧帽筋に対しては，手指を用いてつまむ挟圧法を行う（図6b）

まとめ

　顎関節症は多因子疾患であり，その症状も千差万別であるため，まずは正しい診断を下し，対象とする病態に適応するプロフェッショナルケアを選択し，症状改善の傾向がみられたら，どのようなセルフケアを選択するかを，術者は的確に判断し，患者さんに指導管理していくことがより効果的な治療法となる．

　顎関節症における治療ゴールの設定については，整形外科における他の運動器の治療ゴールと，基本的原則は同じである．すなわち，決して痛みをゼロにすることではなく，日常生活に支障ない状態を目標とすることである．患者個人の日常生活動作（ADL）や，生活の質（QOL）の改善・向上を図ることである．このことは，われわれ術者の行うプロフェッショナルケアだけで評価できるものではなく，患者自身が自己管理できるようにセルフケアをしっかりとサポートしなければならない．

文献
1）田口　望．キーワードでわかる顎関節治療ガイドブック．医歯薬出版，2016．

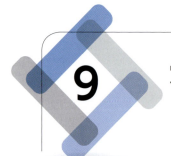

9 不適切なセルフケアの影響

本田公亮

 セルフケア指導にあたって

　顎関節症の有病率，有訴率は，運動器疾患のなかでも腰痛症に次いで高く，国内外を問わず共通の健康問題として捉えられている．顎関節症の治療法については，昨今，本疾患が self-limiting，すなわち治療を施さなくても自然に症状が寛解する疾病過程を有することが広く知られるようになり，可逆的で，かつ患者への侵襲が少ない治療法が優先的に選択されるようになった．

　こうして顎関節症に対する治療概念が変わってくるなかで，近年，他の運動器疾患と同様，痛みの軽減や顎機能の改善を目的とした理学療法やセルフケアの効果的な介入が注目されてきた．とりわけ運動療法は，診察室だけでなく在宅で，すなわちホームストレッチングとして手軽に行えることから，いくつかの手法が紹介されている．しかし，同じホームストレッチングであっても，顎関節と他の運動器では治療目的が異なる．たとえば身体を支えている腰は，支持する筋肉の筋力，筋量，あるいは一定の姿勢を保つための持久力の低下が痛みの発生に寄与すると考えられている．一方，本来支える関節ではない顎関節では，筋力，筋量，持久力の低下が痛みを誘発しているとは考え難い．そのため，顎関節症に対する運動療法は，腰痛症のように筋力を増強させることを目的とするものではなく，硬くなった咀嚼筋を伸展させ，顎関節の可動域を拡げることがねらいである．言い換えると，腰痛症の場合の筋ストレッチングが等尺性運動をベースにしたものであれば，顎関節症では等張性ストレッチングが運動療法の主体になる．

　一般的に顎関節症に対する運動療法は，理学療法士などのリハビリテーション専門職が担当することはほとんどなく，歯科医師が直接患者に方法を指導している．これはメディカルコーチングと呼ばれるが，患者側からみると，実際にはストレッチングをセルフケアして自宅で行うことが多い．そのため教示された方法は，基本的には侵襲性が低く，続けて励行しやすいものではあるが，「セルフ」という名前がついていても，必ずしも安全性が高いわけではない．すなわち，医学的な裏づけのない独自のやり方には危険が伴う．また，患者自らの「自己管理」がとても重要になってくるが，施行中，施行後に発生した有害事象に対する責任は，指示した医師が負うことになる．

　したがって，顎関節症の患者にセルフケア，特に運動療法などを指導する際には，歯科医師が咀嚼筋や顎関節の構造，機能を十分に認識していることは言うまでもなく，何のために行うのか，いつから開始するのかを，患者に対してわかりやすく説明する必要

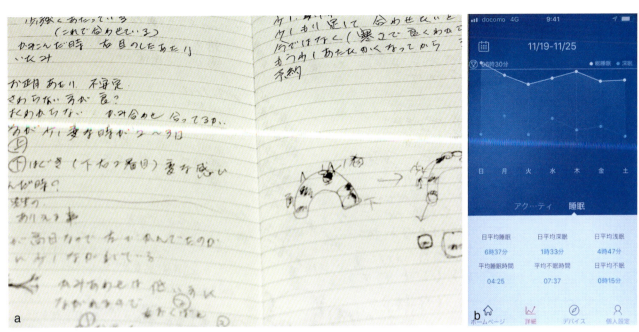

図1　セルフケア指導に使用するノート（a）と情報端末機器（b）

がある．さらに負荷のかけ方，やってはいけない顎の動かし方などを，具体的に教示しなければならない．

　また，運動療法時に患部を温めるべきか，あるいは必要としないかについても，一般的なケアの知識は身につけておくべきである．患部を温める，いわゆる「温熱療法」と呼ばれるものは，熱により患部の血流を増加させ，新陳代謝を改善することによって，筋の硬結，痙性などを取り除き，ストレッチングの効果を高めることを目的とする．これは温湿布の目的と同様である．

　繰り返しになるが，セルフケアは患者の自己管理と医師（歯科医師）の責任のうえに成り立っている．高血圧で薬物療法を行っている患者に対し，患者が毎日血圧手帳に記録した測定値を定期的に内科の医師がチェックし，降圧剤の効果を確認すると同時に，患者の生活習慣などについて適切な指導する．これがセルフケアのあり方である．

　同じように顎関節症の場合でも，顎関節の痛みをはじめ，咬合の違和感，顎の偏位，あるいは背景的な関連事項などについて，患者自身がノートや情報端末機器に記録する（図1）．担当医は定期的にこれらの記録を見て実際の臨床所見と照合する．そして指示したセルフケアに効果があるか，異常がないかを確認をすることが顎関節症に対するセルフケアで，最も遵守すべきルールである．誤った認識下での顎関節症のセルフケアは，単に関節症状を悪化させるだけでなく，重篤な関節構造の変形，および咬合や顎位の不可逆的な偏位をもたらすことにもなる．

スプリントを用いたセルフストレッチングによって咬合不全になった症例

1) 症例の概要
40歳代，女性．主訴は，物がかめなくなってきた．

2) 現病歴
　左側顎関節に痛みを自覚し，開口しにくくなったため，かかりつけの歯科医院を受診．X線撮影の結果，顎がずれているとのことでソフトタイプのスプリントを作製，一時的に痛みは消退したが，まだ顎関節の引っかかりが残った．このことを担当医に訴えたところ，「かみあわせが低いことが原因．マウスピースでかみあわせを高くしたほうがよい」と言われ，新たに下顎用のスプリントを作製した（図2）．そしてこれをできるだけ長時間装着するようにし，両手の拇指をオトガイ下に当て，下顎を前方に誘導しながら開閉口運動をするように指示された．また，早く挙上した顎位に慣れるようにとのことで，できるだけスプリントを装着して食事をするように言われた．

　約1カ月から次第に顎関節に痛みが出現し，開口，咀嚼が困難になってきたため，同医院に電話で相談すると，よくあることなので，しばらくスプリントを外し，開口の制御と柔らかいものを食べるようにと指示された．その後，少し痛みが軽減したので，食事時を除いてスプリントを装着したが，痛みは以前ほど感じなかったので，自宅でのストレッチングも続けて励行した．

　しかし，約2カ月経過したくらいから徐々に頭痛が出現し，関節に「じゃりじゃり」する音を自覚した．また，咬合も変わってきたとのことで同医院を受診したところ，「ストレッチングの仕方が悪かったのでは」と言われた．そのため別の歯科医院を受診し，その医院からの紹介で本学に来院した．

3) 現症
　習慣的に下顎前方位で咬合し，左右両側とも犬歯から大臼歯にかけて離開していた（図3）．下顎を後方に戻そうとすると左側顎関節の痛みが増強し，苦悶するような状態であった．

　開口量は20mmで，左右の咬筋に強い筋の緊張が認められ，側方運動時，特に左側へ下顎を動かそうとする際に強い痛みが出現した．MRI像から左側下顎頭皮質骨のびらん状の吸収と関節円板の断裂が疑われた．

4) 診断
左側顎関節痛障害および顎関節円板障害

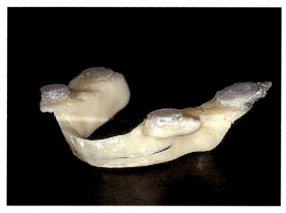
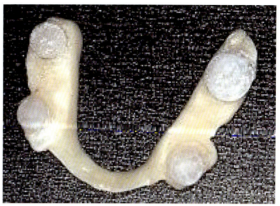

図2　前医で作製されたスプリント

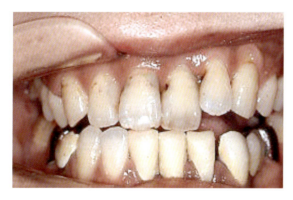

図3　当院初診時の口腔内写真

5）本症例の問題点と考察

　なぜこのようなスプリント療法が必要であったのか，そして何を目的としたセルフストレッチングであったのか．

　最初のスプリントで顎関節の痛みが寛解したということは，このスプリントの装着によって一時的に咬筋，側頭筋の筋肉位が変化し，筋の過剰な緊張の低下した，または下顎頭位が変化して，関節円板の位置や可動性が改善したためと思われる．したがって，その後は顎関節に痛みを自覚しないところから少しずつ開口訓練を行い，開口域を広げていくだけでよかった．今後もスプリントの装着は必要であったのかもしれないが，運動療法，すなわちストレッチングを診察室では行わず，セルフケアとしたところにも問題があった．

　当例での「顎関節が引っかかる」という訴えは，病態メカニズムとしてどういう状態であったのか．おそらく前方に転位している関節円板が可動時に瞬間的に動かなくなる（スタックする），あるいは開口時に関節円板がいったん下顎頭の上に復位するも，閉口時には関節結節（側頭骨頬側突起の前方外側端）と下顎頭の間に挟み込まれ，本来の下顎窩内の位置に戻らなくなった（オープンロックした）などが考えられる．いずれにし

ても，関節円板の滑走障害や関節腔の狭窄が疑われ，顎位を変えることによっても引っかかりは解消するかもしれない．しかし，スプリントを長時間装着しても，ストレッチングを続けても，円板-下顎頭の整位された位置関係を維持したり，習慣化させたりすることは困難である．また，関節円板自体の可動性が低下している場合には，顎位を前方に誘導するようなストレッチングを無理に行うと，関節円板を圧迫し，円板後部組織や周囲の滑膜組織に重篤な損傷を与えることにもなる．ましてや診察室における監視下でストレッチングを行わせるのではなく，自宅での施行を指示するのであれば，短期間隔での定期診査を行うべきである．スマートフォンなどで容易にビデオ撮影ができる現在，このような機器を使って自宅でのセルフストレッチングの様子を動画で撮影し，リコール時に持参させることも大変有用であると思われる．

セルフケアの考え方と注意点

　患者がセルフケアとして自宅で行うストレッチとはどのようなものか．特定化されているわけではないが，前述したような等張性運動療法を主体にする．すなわち筋肉を伸展させ，少しずつ下顎頭や関節円板の可動域を広げる，開閉口時の顎偏位を解消するために行わせることが多い．筆者らが実際に教示しているセルフケアとしてのストレッチングは，

① 痛みが出現しない範囲で開始させる

② 手指をオトガイに当てるなどして，過開口を避ける

③ 多少大きく開口しても痛みが出現しなければ，引っかからないように開口させる．

　この際，指を患側の顎関節に当てて鏡を見ながら，できるだけまっすぐに開口させるである．

　たしかに，顎関節と咀嚼筋との位置関係や協調性を改善することは重要ではあるが，セルフケアとして行うストレッチングは，新たな顎位の固定化や習慣化をつくるものではない．したがって，セルフストレッチングでは当例で患者が訴えるところの顎関節の引っかかりを消失させることは困難である．しかし，関節円板の可動性を改善して痛みを再燃させにくくすることは，十分に期待できる．

　現在，顎関節症の保存的療法はスプリント療法が主体で，セルフケアの目的や有用性はそれほど認識されていないように思われる．セルフケアでは対症療法として，たとえば顎関節を安静にしたり，食事方法や就寝時の姿勢に注意したりするところがよく知られているが，急性症状が軽減してきたところで，関節機能の改善を目的とした運動療法などを前向きに行うことも重要といえる．しかし，セルフケアをどのように使い分けるか，いつ切り替えるかについては，慎重に判断しなければならない．

　防御的スプリンテイングという言葉がある．頭のなかで運動療法はとても大事で，励行しないといけないと認識していても，顎を動かすと痛みがまた出るのでは，というような不安感が強い場合には，負荷に対して筋膜の侵害受容器が過剰に刺激され，筋肉が防御的に硬縮してしまう．このような状態で無理にセルフケアを行うと，かえって症状

を持続させたり，悪化させることも少なくない．また，痛みに対する恐怖感から，過度に安静を強いるようになる．

　一方，整形外科やペインクリニックの領域で，痛みに対する「脳内報酬」という言葉をしばしば耳にする[1]．人間の脳内にはモルヒネなどの麻薬に似た作用を有する「脳内麻薬」物質が自然状態で分布し，この物質の働きで痛みの緩和メカニズムを導き出すという見解である．顎関節症の場合も「脳内麻薬」の臨床効果が期待できるかは，これから論じられるところであるが，たとえばこれまで「痛い」という理由で避けていた開口運動を，「こうやればあまり痛くなく開口できる」「これくらいの痛みであれば不安に思う必要はない」などについてインフォームド・コンセントと適切な指導を行うことで実感できれば，セルフケアは患者にとってきわめて心理的にも負担の少ない，かつ患者自身が前向きに取り組める治療方法と言える．そしてこのような意欲的な運動療法が脳内報酬系を活性化させることも示唆されている．

　セルフケアは患者まかせの治療ではない．セルフケアの目的は，一連の治療を補完するものであって，患者の治療に対する意欲や自制心を引き出し，治癒力を高めようとすることである．それゆえに，本来は患者への侵襲が少ない治療法ではあるが，用い方によっては，症状の悪化や不可逆的な変化をもたらす可能性もある．そのことについて医師，歯科医師は十分認識する必要があろう．

文献
1) 仙波恵美子ほか．慢性痛に対する運動療法の効果：脳報酬系の役割．日運動器疼痛会誌．2017；9（2）：198-209．

顎関節症の運動療法の技法をコンパクトにまとめたハンドブック

顎関節症 運動療法ハンドブック

顎関節症 臨床医の会　編

中沢勝宏・田口 望・和気裕之・髙野直久・島田 淳・塚原宏泰・澁谷智明・野澤健司　著

◆ 顎関節症は主訴や症状のバリエーションが多く，それに応じて対処法もさまざまです．歯科医師には来院した患者さんの主訴・苦痛を早期に解消することが求められており，臨床家のもつ多くの引き出しの一つとして「運動療法」は非常に有効です．

◆ 本書は，実際に顎関節症の治療に取り組んでいる執筆陣が，まず顎関節症の診査・診断のポイントを，ついで術者の行う運動療法と患者さん自身が行う運動療法の技法を供覧しながらhow toおよびテクニックを，目で見てわかる多数の写真と明解な解説でマニュアル化しました．さらに，自院における適応を具体的な症例を交えて解説，読んですぐに臨床に役立つ構成となっています．

まずは患者さんに触れてみましょう！

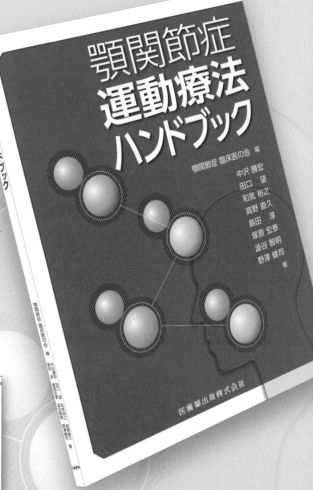

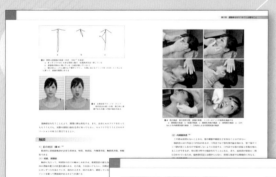

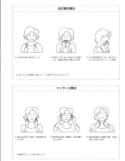

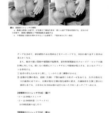

付録として，問診票の書式見本，患者さんにお渡しする運動療法のマニュアルが付いています．

CONTENTS
- 第Ⅰ章　理学療法とは
- 第Ⅱ章　運動療法を行うまでに必要なこと
- 第Ⅲ章　運動療法の実際
- 第Ⅳ章　運動療法の応用
- 第Ⅴ章　まとめ
- 付　録

医歯薬出版株式会社
〒113-8612　東京都文京区本駒込1-7-10
TEL.03-5395-7630　FAX.03-5395-7633
http://www.ishiyaku.co.jp/

■A4判変型／88頁／オールカラー　■定価（本体6,000円+税）
ISBN978-4-263-44415-3

第III章

セルフケア指導に必須の知識

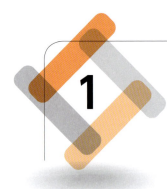

1 文献から考えるセルフケアの有用性
―臨床医がEBMをどう臨床に生かすか―

深澤敏弘，澁谷智明

  臨床医がなぜ論文を読む必要があるのか？

　臨床医は日常の臨床において新しい情報を収集するにあたり，どのようなものを参考にしているであろうか？　おそらく一般的には商業誌や書籍からの収集であると思われる．それ自体は大切なことであるが，商業誌や書籍は，著者が論文を集め，自身の考えをまとめているため，著者の経験や好みを基に書かれており，内容が偏っている可能性がある．また，出版までのタイムラグが生じ，必ずしも最新の情報ではない．そのため，最新で適切な情報を得るには，自分で論文を探して読むことも重要となる．

　近年，情報のグローバル化が飛躍的に進歩したことによって，歯科の分野でも世界中のさまざまなデータベースへ自由にアクセスできるようになり，患者の治療方針の決定に必要な情報が記載された論文を入手することが，以前よりも容易になった．しかしながら，英語で書かれているものが多いため，読み慣れていないとハードルが高く感じる．とはいえ，論文は一定のルールに従って書かれており，知っておくべき英単語も実はそれほど多くない．そのため，経験を積むうちにその論文の最も重要な部分が効率的にわかるようになる．

　なお，歯科の検索でよく使われるデータベースには，以下のものがある．

・Medline（PubMed）…National Library of Medicineが提供している世界最大の医学系論文データベース
・医中誌Web…医学中央雑誌刊行会が提供し，日本国内発行の論文を収載
・Embase…ヨーロッパ最大のデータベース．PubMedに収載されていないタイトルも含まれる
・Cochrane Database of Systematic Reviews…コクラン・ライブラリー中でコクラン・システマテイック・レビューを収載

　一方，論文は必ずしも絶対ではなく，著者，研究資金提供者の意図，研究自体の問題などを含んだものも存在するため，それらの情報を鵜呑みにせず，内容を吟味する必要がある．そのため得た情報を，適切に自身の臨床に利用するにはEBM（evidence based medicine）の考え方に則って患者に適用することが重要となる．

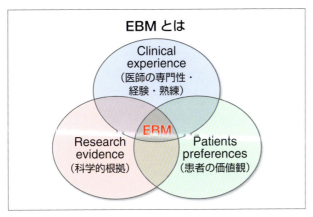

図1　EBMとは

EBMをどう臨床に生かすか？

1）EBMとは

EBMは科学的根拠（エビデンス）とわれわれの臨床経験，および患者一人ひとりの価値と置かれた環境を統合することを必要とするものである（図1）．

また，「医学文献ユーザーズガイド　第3版」[1)]によると，EBMには以下の3つの基本原則がある．

① 最適な臨床決断には入手可能な最適なエビデンス，理想的にはシステマテイックレビュー*を必要とする

② EBMは，エビデンスが信頼できるものかどうか，すなわち診断検査，患者の予後，治療選択肢について，どれほど確信を置けるものかを提供する

③ エビデンスだけでは臨床決断をするのに決して十分ではない

③の定義は重要で，過去にはエビデンス＝EBMと受け取られ，単に診療のトラブルを避けるための「医療のマニュアル化」を目的とするものであるとされてしまった．その結果，統計学的有意差の偏重，エビデンスのみを自分の患者にそのまま当てはめる，医療者の経験を否定する，等の誤解が生じた．しかしながら近年は，これらの誤解は解消されつつある．

＊システマテイックレビュー…くまなく収集したランダム化（無作為化）比較試験（randomized controlled trial：RCT）やそれに準ずるようなエビデンスの質の高い研究等を，できるだけデータの偏りを除き分析，まとめたもので，信頼のおけるものとしてコクランレビュー（Cochrane review）がある

2）エビデンスとNBM

エビデンスはすべての患者に有効であるわけではなく，根拠になるデータが十分そろっていない疾患，治療が困難な疾患，高齢者のケア，死に至る病気，あるいは精神に関わる病気など，エビデンスを適用できない場合もある．

こうした考え方から，EBMを実践してきた英国の開業医から提唱されたのが，NBM（Narrative-based Medicine，ナラティブ・ベイスト・メディスン，物語に基づいた医療）

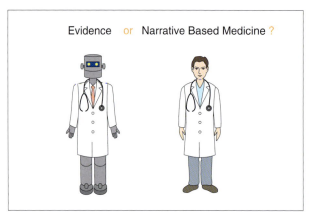

図2　エビデンスとNBM

である．「ナラティブ」は「物語」と訳され，患者が「対話」を通じて語る，病気になった理由や経緯，病気について今どのように考えているかなどの「物語」から，医師は病気の背景や人間関係を理解し，患者の抱えている問題に対して全人的（身体的，精神・心理的，社会的）にアプローチしていこうとする臨床手法である．NBMは患者との対話と信頼関係を重視し，サイエンスとしての医学と人間同士の触れあいのギャップを埋めることが期待されている．

　特に顎関節症の治療には，疾患の特徴からセルフケアの指導はもとより，スプリント，薬物，術者による運動療法においても，まさにこの「対話」から「物語」を理解する作業なくして治療は成立しない．エビデンスとNBMは対立するものではなく，むしろ互いに補完するもので"患者中心の医療"を行ううえで不可欠といえる[2]（図2）．

3） EBMを臨床にどう生かすか？

　EBMは，患者の得る利益と害のバランスを考慮している．これは，介入により起こりうるトラブルを未然に回避するために重要である．どのような治療法でも顎関節症が治癒する可能性はある．しかし，確実性に乏しい治療を選択した結果，害（副作用，医療コスト等）が生じることは避けるべきである．

文献から考えるセルフケアの有用性

1） 日本顎関節学会での取り組み

　日本顎関節学会では診療ガイドラインの作成の準備として，Medline，Embase，Cochrane Libraryといったデータベースに現在収載されている顎関節症に関するランダム化比較試験を網羅的に検索し，適切なものをスクリーニング（選別）した後データ

表1 顎関節症に関するランダム化比較試験（研究数5以上を強調）（日本顎関節学会，2017[3]）

介入/対照	その他の治療	スプリント	薬物療法（注射・その他）	理学療法（その他・不明）	プラセボ	関節腔洗浄療法	薬物療法（内服）	理学療法（運動療法）	標準治療（患者教育・生活指導など）	理学療法（マイオモニター）	薬物療法（不明）	理学療法（レーザー）	理学療法（鍼・ドライニードル）	精神心理療法（その他）	未治療	理学療法（運動療法・不明）	（空白）	総計
スプリント	7	16		1	1				1		2			2			36	68
薬物療法（注射・その他）	1		19		1	2	1					1					32	58
その他の治療	12	4															33	49
理学療法（鍼・ドライニードル）	3	4	2	2	6						1		1	2			25	47
理学療法（レーザー）	2			2	2							3	1				31	42
理学療法（その他・不明）	1		1	8	1			1		1							26	39
関節腔洗浄療法	1	1				8			1								13	24
薬物療法（注射・ボトックス）			3		1						1	1					13	23
薬物療法（内服）	2						5										11	22
理学療法（運動療法）	2			1				4							2		10	22
精神心理療法（認知行動療法）	1	1							3								6	11
薬物療法（外用）	1										2						4	8
理学療法（マイオモニター）								1	1								2	5
精神心理療法（その他）	1																	2
理学療法（罨法）																	2	2
標準治療（患者教育・生活指導など）																	1	1
理学療法（運動療法等）		1																1
（空白）	1																6	7
総計	35	28	25	14	12	10	7	7	6	5	4	4	4	2	2	2	251	431

＊メタ分析…システマティックレビューの際，可能であれば行うデータ解析で，統計学的分析のなされた複数の研究を収集し，いろいろな角度からそれらを統合したり比較したりする分析研究法である．その結果をフォレストプロットという1つのグラフ内で示す．これは介入の量的，質的効果を視覚的にとらえることができるため，慣れると非常に便利である

＊アウトカム…行われた治療の結果で，真のアウトカムと代替アウトカムを区別する必要がある(例：患者にとって日常生活で不自由のない食事ができることが真のアウトカムであるが，研究で測定しやすい最大開口量は代替アウトカムである）

ベース化し，今後作成するシステマティックレビューのための資料をまとめた（総計5,485，不採用4,520，重複9，不明375，RCT採用431，観察研究150）[3]．このうちセルフケアに関係する介入のあった論文数については，以下のように報告している（**表1**）．

・理学療法（運動療法，罨法等）…25
・精神心理療法（認知行動療法等）…11
・標準治療（患者教育，生活指導等）…1

運動療法は多くの論文において，他の治療法等と比較して有意差が認められるか，同等の効果があった．しかしながらこの結果は，タイトルとアブストラクト（抄録）までをスクリーニングしたデータベースであるため，あくまでも傾向として理解する必要がある．なお，この介入に関しては現在報告されている最新のシステマティックレビューでメタ分析＊（Meta-Analysis）を行った質の高い研究がある[4]．

この論文は，エビデンスプロファイルという各アウトカム＊に関するエビデンスの質の評価の詳細や研究の結果要約とともに，その判断理由などを脚注に記載した表も記載されており，エビデンスの質を慎重に検討している．

表2 フォレストプロットの読み方

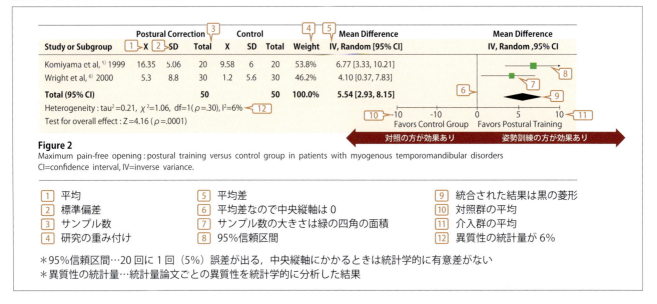

Figure 2
Maximum pain-free opening : postural training versus control group in patients with myogenous temporomandibular disorders
CI=confidence interval, IV=inverse variance.

1 平均
2 標準偏差
3 サンプル数
4 研究の重み付け
5 平均差
6 平均差なので中央縦軸は 0
7 サンプル数の大きさは緑の四角の面積
8 95%信頼区間
9 統合された結果は黒の菱形
10 対照群の平均
11 介入群の平均
12 異質性の統計量が 6%

＊95%信頼区間…20回に1回（5%）誤差が出る，中央縦軸にかかるときは統計学的に有意差がない
＊異質性の統計量…統計量論文ごとの異質性を統計学的に分析した結果

2）文献から考えるセルフケアの有用性

（1）システマテイックレビュー

Effectiveness of manual therapy and therapeutic exercise for temporomandibular disorders: systematic review and meta-analysis.[4]

目的：

ランダム化比較試験のエビデンスを統合して，運動療法が他の標準的な治療と比較して効果的であるかを調べる．

論文選択および方法：

顎関節症治療のランダム化比較試験で，運動療法（関節可動化，マニピュレーション），姿勢訓練を介入群として，プラセボ，標準治療を行った対照群と比較した．

主なアウトカムは，痛み，可動域，口腔機能とし，48の研究が組み入れ基準を満たし，3つの項目について分析した．

　分析1；咀嚼筋由来の顎関節症で，姿勢訓練群と対照群で無痛最大開口量の改善の効果を比較

　分析2；顎関節由来の顎関節症で，運動療法と姿勢訓練の併用群と対照群において4週間〜3カ月間で痛みの強さを比較

　分析3；咀嚼筋と顎関節由来の顎関節症で，運動療法とスプリント，姿勢訓練，スプリントとカウンセリング群と対照群（標準治療）で開口量を比較

結果（今回は分析1の結果のみ解説，表2）：

分析1の統合された結果◆が，中央縦軸をまたがず介入群（中央縦軸より右側）のエリアに位置していることから統計学的に有意差が認められ，姿勢訓練は有効であるという結果が得られた．図3に姿勢訓練の例を示す．

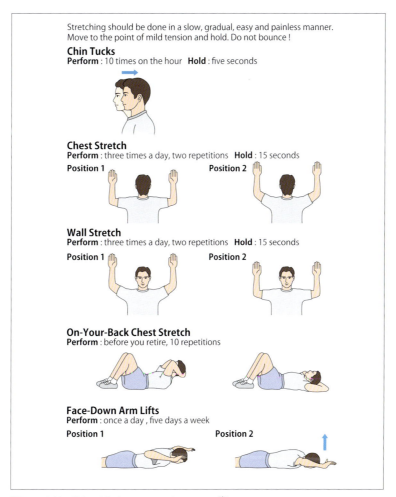

図3　姿勢訓練の例（Wrightほか，2000[6]）

（2）ランダム化比較試験

Brief cognitive-behavioral treatment for TMD pain: long-term outcomes and moderators of treatment.[7]

目的：

顎関節症による痛みに対し，6〜8回の認知行動療法を行った結果，痛みの緩和，痛みによる日常生活の支障，抑うつ状態に対し効果的かどうかを調べる．

方法：

101人の顎関節症患者を対照群（STD）49人，介入群（STD＋CBT）52人にランダム割り付けし，6〜52週間で両群を比較した（STD：Standard Treatment，標準治療…やわらかい食品摂取，スプリント，NSAIDs．CBT：Cognitive-Behavioral skills training，認知行動療法）．

結果：

痛みに関して多面的疼痛行動評価質問表（MPI）を使い評価した結果，介入群でより症状の改善が見られた（図4）．

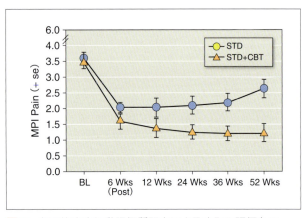

図4 多面的疼痛行動評価質問表による痛みの評価（Littほか，2010[7]）

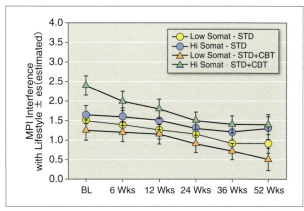

図5 日常生活支障の改善度（Littほか，2010[7]）

> *身体化…心理的葛藤の結果，身体症状が現れること（例：月曜日に会社に行きたくない→お腹が痛くなる）
>
> *盲検化…介入か対照かを被験者，術者，データ解析者にわからないように割り付けることで，先入観によるバイアスを防ぐことを目的とする
>
> *バイアス…研究結果が真実から逸脱することで，実際に数値化することは困難なので，バイアスのリスクがある（Risk of Bias）と表現する

　この研究では，他に日常生活支障の改善度も調べている．結果は，身体化*を発現している程度が低いグループでは，介入群で障害が改善しているが，身体化の程度の高いグループでは，介入群と対照群で治療効果に差がなかった（図5）．

　ただしこの研究では，期間中のドロップアウト（脱落）の数が多く，術者，データ評価者の盲検化*の記載もないため，論文のバイアス*によるリスクを考慮する必要がある．

(3) その他

　Turner[8]らは，ランダムに割り割り当てられた顎関節症患者152人に対し，介入に認知行動療法，対照にセルフケアマネジメントのための患者教育を，インターネットを使って1日3回8週間行った結果，認知行動療法を受けた患者が痛みの制御等に効果があったとし，Ferrando[9]らはランダムに割り当てられた72人の患者，9カ月間の調査でSTD（スプリント，運動療法，薬物療法）とSTD＋CBTを比較して，咀嚼筋の痛みにおいて認知行動療法の有意な効果を示した．

3）まとめ

　今回調べた論文で，セルフケアは，術者によるマニピュレーション，スプリント，薬物療法等，他の介入と併用して，良好な結果が多く認められた．また，副作用は併用した介入には認められたが，セルフケア自体には認められなかった．

　問題点としては，セルフケアは安全であるが，他の介入と比べて患者の積極的な協力が必要である．したがって，セルフケアは他の治療法とうまく組み合わせることが重要となる．また，いったん症状が改善した後も患者による自己管理法として長期予後の安定にも寄与できる治療法といえる．

　ただし，被検者の数が限られる，盲検化がしにくい，介入の手技を規格化し同じ条件

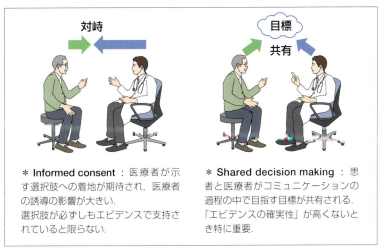

図6 「Informed consent」と「Shared decision making」
(中山, 2016[10])をもとに作成)

で複数の研究がしにくい等の問題から，現在のところ，論文から常に質の高いエビデンスが得られるとは限らない．

　こうして得られた結果を考慮して，治療方針を実際の臨床で患者とともに考えるには，従来の「Informed consent」という考え方に代わり，患者とエビデンスを共有し，一緒に治療方針を決定するという「Shared decision making」が適切であるという意見[10]が現在提唱されている（図6）．

文献

1) Guyatt G, et al. Users' guides to the medical literature: a manual for evidence-based clinical practice, 3rd ed. American Medical Association, 2015.
2) Center for Medical Education & Information No015r; 2004/11/15
3) 日本顎関節学会．News Letter No.3 (2017年8月14日発行)
4) Armijo-Olivo S, et al. Effectiveness of manual therapy and therapeutic exercise for temporomandibular disorders: systematic review and meta-analysis. Phys Ther. 2016; 96(1): 9-25.
5) Komiyama O, et al. Posture correction as part of behavioural therapy in treatment of myofascial pain with limited opening. J Oral Rehabil. 1999; 26(5): 428-435.
6) Wright EF, et al. Usefulness of posture training for patients with temporomandibular disorders. J Am Dent Assoc. 2000; 131(2): 202-210.
7) Litt MD, et al. Brief cognitive-behavioral treatment for TMD pain: long-term outcomes and moderators of treatment. Pain. 2010; 151(1): 110-116.
8) Turner JA, et al. Brief cognitive-behavioral therapy for temporomandibular disorder pain: effects on daily electronic outcome and process measures. Pain. 2005; 117(3): 377-387.
9) Ferrando M. A cognitive behavioral hypnosis protocol with demonstrated efficacy as part of the standard conservative treatment for temporomandibular patients: A randomized research with muscular diagnosis patients. AAPM Annual Meeting, 2012.
10) 中山健夫．患者と医療者の協働意思決定と診療ガイドライン．2016.

2 上下歯列接触癖（tooth contacting habit：TCH）

西山　暁

◆ クレンチングと TCH

1）クレンチングのイメージ

　一般的に覚醒時に生じるブラキシズムは"tooth clenching"のことを指し，日本語では"くいしばり"という言葉で表現される．歯科医師や歯科衛生士だけではなく，患者も"くいしばり"という言葉になじんでいる．

　この"くいしばり"という言葉だが，どの程度の力を表しているのだろうか．Nishiyama らは，患者が"くいしばり"という言葉からイメージする力の大きさは，最大咬合力の 70〜80％であること報告している[1]（図 1）．しかし，患者に「"くいしばり"を続けることはできますか？」と聞くと，ほとんどの患者は「疲れるのでできません」と答える．つまり，"くいしばり"という言葉からイメージされるのは，"大きくて持続することができない力"であり，これよりも弱い力に対する具体的な表現は，今まで存在してこなかった．

2）TCH とは

　患者に"くいしばり"の 1/4 程度の力でかんでもらうと，その状態を"歯を当てている程度"と表現する．これは"歯の接触（tooth contact）"と言い換えることができる（図 2）．最大咬合力の 40％の力でかみ続けられる時間は 1.5 分程度であるのに対し，7.5％

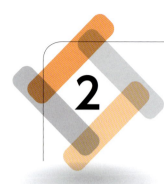

図 1　"くいしばり"という言葉は，大きな力をイメージさせてしまう

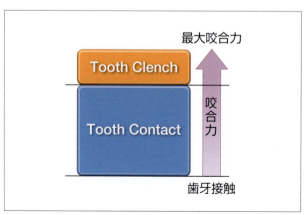

図 2　くいしばり（tooth clench）よりも小さな力は歯の接触（tooth contact）と認識される

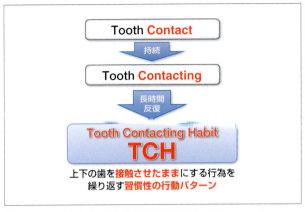

図3 TCHは歯の接触自体を表すのではなく，歯の接触が持続し習慣化した行動のことである

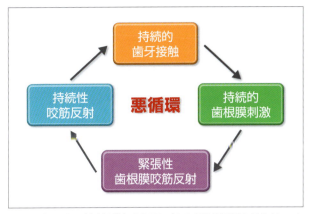

図4 上下歯の接触が続くと閉口筋の反射性収縮が生じ，さらに接触が持続するという悪循環に陥ってしまう

の力でかみ続けられる時間は約2.5時間であると言われている[2]．つまり，"くいしばり"のような比較的大きな咬合力は持続が困難であるが，"tooth contact"のように小さな咬合力は持続することが可能であるということである．

この"tooth contact"を続けている状態が"tooth contacting"である．一般的に生理的機能の範囲において，1日のなかでの"tooth contact"の総時間は，平均17.5分といわれている[3]．これを超えるような"tooth contacting"が日常生活のなかで繰り返し行われ，習慣的な行動として定着したものが"tooth contacting"の"習慣化"，すなわち"tooth contacting habit"になるわけである（図3）．したがって，TCHとは"tooth contact"自体を指すものではない．

3) TCHはなぜ起こる

上顎前歯に舌側から唇側に向かって弱い持続的な力を加えると，咬筋の持続性筋活動を誘発する"緊張性歯根膜咬筋反射"が生じる[4]．デスクワークや携帯端末操作など，頭部を前傾させてややうつむくような姿勢をとる場合に上顎前歯が突き上げられやすく，このような姿勢が続くと緊張性歯根膜咬筋反射によって咬筋の収縮が惹起，維持されて，"tooth contact"の持続，すなわち"tooth contacting"が生じる可能性が考えられる．

また，ストレスや過度の緊張や集中によっても"tooth contacting"が生じる可能性がある[5,6]．さらに，心理社会的要因が睡眠時ブラキシズムやTCHを増加させる背景要因として影響が大きいことも示されている[7]．

作業環境や姿勢により生じたtooth contacting，またはストレスや緊張などの心理社会的要因よるγ運動ニューロンの活動亢進によって惹起された咬筋活動により，TCHという行動パターンが形成されると予測される（図4）．

TCHがある患者に対して上下歯列間に隙間をつくらせると，不快感を示すことがある．この場合，安静空隙が存在せず，上下の歯を離しておくこと自体ができないため，非機能時にはほとんど歯を接触させたままにしていると考えられる．このような状態を

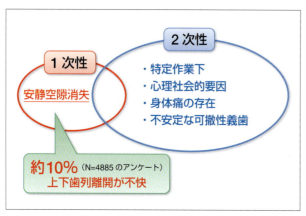

図5 安静空隙が消失している1次性TCHと，他の要因によって引き起こされる2次性TCHがある

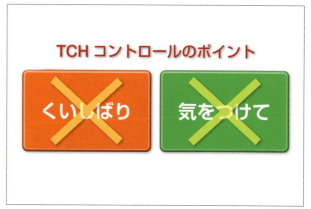

図6 「くいしばり」や「気をつけて」などの言葉は使用しないことが大切

「1次性TCH」と呼んでいる．一方，上下の歯を離すことを不快に感じないが，集中やストレスなどを背景とし，前述したような機序によりTCHが引き起こされている場合を「2次性TCH」と呼んでいる（図5）．

TCHのコントロール

　TCHコントロールの目的は，tooth contact自体を行わせないようにすることではない．顎関節，咀嚼筋，歯根膜などは粘弾性体としての性質があり，これらに比較的大きな力が加わっても，咀嚼のように短時間であれば，生体は十分耐えられるだけの能力はもっている．したがって，力が生じる時間を短くすることが重要であるということになる．

　つまり，歯の接触（tooth contact）の持続（tooth contacting）を行わせないようにすることを当面の目標と考えるとよい．そのためには，短時間で歯の接触（tooth contact）に気付いて自らその行動をストップできるという新たな行動習癖をつくりあげればよいわけである．

1）TCHコントロールを行うためのポイント

　TCHコントロールを行う際に大切なポイントが2つある．1つは，"くいしばり（clenching）"という言葉を使わないことである．これは患者だけではなく，医療者も同様である．もう1つは，「気をつけてください」，あるいは「やめるように意識してください」という言葉を使わないことである（図6）．では，どのようにすればうまくコントロールできるのかというと，行動変容法を用いることが推奨される．

　行動変容法とは，人間の「行動」を「変える」ための手法であり，心理学の一領域である．行動変容法を行うにあたって，医療従事者が患者の「行動」を「変える」ように命令するのではなく，患者自身が自分の「行動」を「変える」ように取り組んでいくことが大切である．

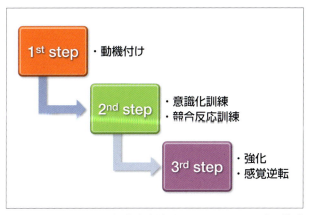

図7 TCHにおける行動変容法は，3つのステップで構成されている

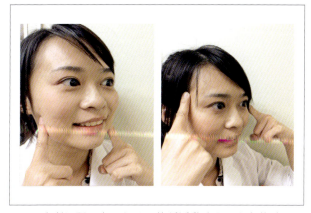

図8 患者に弱い力でも閉口筋が活動することを体験させる．筋腹の中央付近を少し押す感じがよい

2）TCHに対する行動変容法

行動変容法を用いたTCHコントロールは，3つのステップで構成されている（図7）．

ステップ1：動機付け（理解させる！）

生理的に上下の歯を直接接触させるのは，咀嚼時，空嚥下時および睡眠中のブラキシズムのときで，1日あたり平均20分に満たないことを説明する[3]．

また，"くいしばり"よりも弱い力での歯の接触であっても咀嚼筋の活動が増加し，それが持続することによって顎関節や咀嚼筋への負担になることを説明する．これについては，咬筋部（または側頭筋部）に患者の人差し指を当ててもらい，軽い歯の接触によって筋の収縮が生じることを実感してもらうと効果的である（図8）．

ステップ2：意識化訓練，競合反応訓練（気付かせる！）

「リマインダー（合図）」を用いて自分の行動を強制的に確認させるようにする．リマインダーとしてはメモやシール，タイマーなどを用いるとよい．リマインダーからの合図（目に留まる，音や振動がある）があったときに，上下の歯の接触（tooth contact）がないかを確認させる．このときに大切なのは，かんでいる力の大きさは無視して，あくまでも歯の接触（tooth contact）の有無を基準とすることである．

合図の総数に対して4〜5割以上の頻度で歯の接触（tooth contact）が確認された場合，通常よりも多いと判断できる．最初の段階では，患者にtooth contactの頻度やタイミングを自覚させることが重要であり，これが意識化訓練になる．

1週間ほど行動を確認してもらった結果，tooth contactが多かった場合には競合反応訓練を行わせる．リマインダーからの合図があったときに上下の歯が接触していたら，すぐに「深呼吸」を行う．深呼吸の際には両肩を持ち上げなら鼻から大きく息を吸いこみ，脱力して肩を落とした勢いで口から息を吐き出す．こうすると，上半身の力が抜けたと同時に自然と上下の歯が離れる感覚が体験できる．"かんでいた！"というショックの後に，"力が抜けたら自然と歯が離れた！"という安心感を経験させることが重要である．

ステップ3：強化，感覚逆転（繰り返させる！）

"2ndステップ"を繰り返すことにより，リマインダーからの合図がなくても上下の歯の接触に気付くようになってくる．つまり，tooth contact自体が合図になり，歯が当たったことに気付くという頻度が増えてくる．その結果，"くいしばり"よりもずっと弱い力でかんだときにも気付けるようになる．

3）TCHコントロールの目指すところ

TCHコントロールの本来の目的は，TCHによって引き起こされている障害あるいは症状を，軽減もしくは消失させることである．しかし，最初から高い目標を設定するとコントロールがうまくいかない場合がある．まずはtooth contactingの時間を短縮すること，すなわち自ら歯の接触（tooth contact）に"気付く"ようになることを目指すとよい．1次性TCHのように安静空隙が消失している場合には，歯の接触に対して不快感を得られるようになることを，さらに目指す必要がある．歯の接触維持を不快に感じるようになれば，自然と持続が妨げられる可能性がある．

文献

1) Nishiyama A, et al. Magnitude of bite force that is interpreted as clenching in patients with temporomandibular disorders: A pilot study. Dentistry. 2014; Special Issue 2: 004.
2) Farella M, et al. Jaw muscle soreness after tooth-clenching depends on force level. J Dent Res. 2010; 89（7）: 717-721.
3) Graf H. Bruxism. Dent Clin North Am. 1969; 13（3）: 659-665.
4) 濱口五也．緊張性歯根膜咬筋反射の筋電図学的研究．歯基礎誌．1978；20：134-143．
5) Nicholson RA, et al. Influence of a scheduled-waiting task on EMG reactivity and oral habits among facial pain patients and no-pain controls. Appl Psychophysiol Biofeedback. 2000; 25（4）: 203-219.
6) Endo H, et al. Clenching occurring during the day is influenced by psychological factors. J Prosthodont Res. 2011; 55（3）: 159-164.
7) Nishiyama A, et al. Influence of psychosocial factors and habitual behavior in temporomandibular disorder-related symptoms in a working population in Japan. Open Dent J. 2012; 6: 240-247.

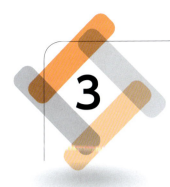

3 セルフケアとしての食事療法

中沢勝宏

はじめに

顎関節症に関わる食事療法としては，軟食指導を思われる方が多いと思うが，ここでは食物の固さなどではなく食品のもつ栄養素に目を向ける．ここでは，とくに変形性顎関節症の予防と改善に役立つ食事療法を列記したいと思う．

変形性顎関節症

変形性顎関節症は2種類あり，1つは通常の外傷による変形性顎関節症であり，もう1つは稀ではあるが特発性変形性顎関節症と呼ばれるもので原因不明とされている．通常の変形性顎関節症の例は比較的多く見られるが，疼痛を伴わないこともあるので，CBCTがなければ気が付かないことも多い．なお，変形性顎関節症についての詳細は，すでに筆者がまとめたものがあるので，お読みいただけたら幸いである[1,2]．

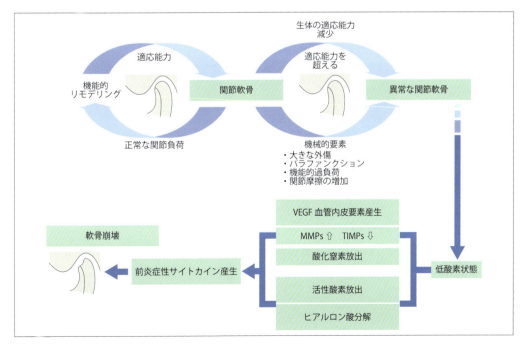

図1　顎関節崩壊に至る流れ
適応能力を超えた負荷が加わると，関節軟骨の崩壊が始まる（Tanakaほか，2008[3]をもとに作成）

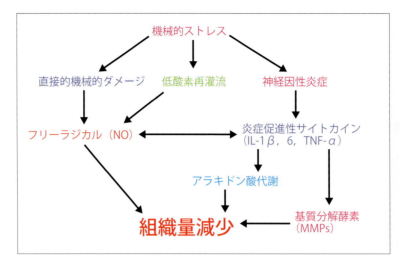

図2 関節組織損傷のフローチャート
機械的ストレスが関節組織に加わることで，いくつかの経路を経て関節の崩壊が始まる（Malian & Schmitzによるものをもとに筆者改訂，髙橋，2007[4]）

　変形性顎関節症は，外傷や過負荷による下顎頭や関節結節の軟骨層の破壊から始まり，骨の破壊が開始する（図1）．そのときに，破壊の元となるカギは活性酸素と酸化窒素である．さらに，TNF-α，IL-6，IL-1βなどいくつかの種類のサイトカインによって破骨細胞が働き始め，破骨細胞から放出される基質分解酵素であるMMPsが組織を破壊し，アラキドン酸代謝（図2）によって生じた炎症により組織破壊が始まる．

変形性顎関節症に対する食事療法

　ここで必要なものとして，以下の3点がある．

1) 抗酸化作用

　活性酸素を抑制する働きである．活性酸素は破壊的要素として働くが，生体にとって重要な働きもする．身体内部での殺菌や血管拡張などの作用があり，細胞間や細胞内部でのメッセンジャーの働きをすると言われている．しかし，過度に生成されたり生成部位が適切でないと，組織破壊につながる．つまり，酸化による破壊ということだが，抗酸化作用の強い食品を摂ることで組織を酸化による破壊から守る．

2) 抗炎症作用

　炎症による組織破壊が進行することを防ぐために，抗炎症作用のある食品を摂ることになる．NSAIDsの服用でも骨吸収抑制効果を期待できるが，長期間にわたる服用は副作用が危惧されるので，食品の効果を期待したい．

3) カルシウム吸収促進

　骨の抵抗性を高めるために，カルシウムの関節への沈着を期待する．必要なのはビタミンDとカルシウムおよびリンの取り込みなので，このすべての食品が必要となる．

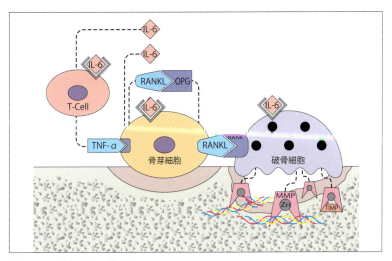

図3 骨破壊現象の仕組み
いくつかのサイトカインの働きで破骨細胞が働き始めるが，骨吸収活動に際してはMMPsが重要な働きをしている（Gunsonほか，2012[5]）をもとに作成）

抗酸化作用

　発生したフリーラジカルを減少させる．フリーラジカルは直接的，間接的に，組織を破壊する．また，炎症によっても発生し，それが炎症を惹起するので，エンドレスにフリーラジカルが発生し続けるのである．これに対しては，抗酸化作用のある物質としてビタミンC，ビタミンE，ポリフェノール，βカロテンなどが挙げられる．

- ビタミンC…水溶性の抗酸化ビタミン
- ビタミンE…脂溶性の抗酸化ビタミン
- ポリフェノール…ビタミン群と同様に，強力な抗酸化作用を期待する．食品として摂取できる点が臨床では有意義である
- βカロテン（ビタミンA）…ビタミンAの前駆体で，強い抗酸化作用があると言われている

抗炎症作用

　顎関節における組織破壊も炎症性細胞から放出されたサイトカイン類によって，誘発されたサイトカインがカスケード的に破骨細胞を刺激してMMPsを生じて組織破壊に繋がる（図3）．炎症を抑えることで組織破壊を防ぐことができる．

- オメガ3脂肪酸…2〜4g/日摂取．この物質に関しては，強力な炎症抑制効果を期待できる．アラキドン酸カスケードにおけるシクロオキシゲナーゼの経路とリポキシゲナーゼの経路をブロックして，起炎物質のプロスタグランディン2やロイコトリエン

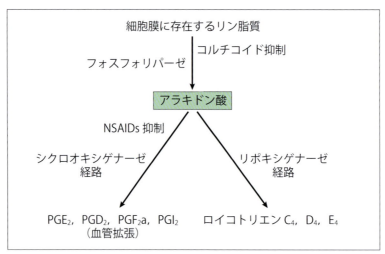

図4 機械的ストレスによる炎症の機序
アラキドン代謝によりプロスタグランジンとロイコトリエンが生成される
（Troubridge ほか，1990[6]）

4の発生を阻害する．そのために炎症の発生を抑えることができる（図4）．臨床的にも関節炎患者の症状改善の報告がある

骨吸収抑制，骨を作る

・ビタミンD…さまざまな働きがあるが，① 腸からカルシウムの吸収を高め血中濃度を高める，② 腎臓の働きによりカルシウムの血中から尿への移動を抑制する，③ 骨から血中へカルシウムの放出を高める．そして，骨密度を維持する機能がある．この働きで顎関節部の破壊を小さくできる

おわりに

変形性顎関節症の影響を少しでも小さくする目的の栄養指導について，コンパクトにまとめた．参考にした書籍[7]は文献に示したが，各種栄養の摂取法については読者に調べていただきたい．

文献
1) 中沢勝宏．変形性顎関節症（DJD）の診断と対応 1．歯界展望．2015；126(5)：960-982．
2) 中沢勝宏．変形性顎関節症（DJD）の診断と対応 2．歯界展望．2015；126(6)：1214-1233．
3) Tanaka E, et al. Degenerative disorders of the temporomandibular joint: etiology, diagnosis, and treatment. J Dent Res. 2008; 87(4): 296-307.
4) 髙橋 哲．顎関節症のメカニズム．歯界展望．2007；109(3)：444-449．
5) Gunson MJ, et al. Pathophysiology and pharmacologic control of osseous mandibular condylar resorption. J Oral Maxillofac Surg. 2012; 70(8): 1918-1934.
6) Troubridge HD, Emling RC, 下野正基 監訳．やさしい炎症論．クインテッセンス出版，1990．
7) 中谷 豊．図解入門よく分かる栄養学の基本としくみ．秀和システム，2009．

4 チーム医療としてのセルフケア

中沢勝宏

はじめに

　セルフケアとは，一般論的に考えると健康面での自己管理のことをいう．他者の助けを借りずに，自分自身で健康を管理し，健康維持のための取り組みをすることをセルフケアと言い，以下の項目が考えられる．
・休養…睡眠や休息，あるいは趣味に没頭するなど
・食事…ダイエット，栄養のバランスの取れた食事，食育，食事療法
・運動…ウォーキング，水泳，ストレッチ，ジョギングなど
・衛生…入浴，歯磨きなど
・メンタルヘルス…ストレス管理，レクリエーション
　これらの方法を用いてセルフケアをすることで，健康の維持・増進をすることができるといわれている[1]．しかし，この定義を直接的に顎関節症の治療管理に当てはめることは，無理があろう．
　ところで，チーム医療とは多職種協働で行う医療という意味があることから，病院における外科手術などの比較的特殊性のあるチームから，地域医療やデイケアなど汎用性のあるチームなどさまざまである．歯科においては，おそらく歯科医師を頂点に歯科衛生士，歯科技工士，歯科助手が患者を支えるチームということになるだろう．
　こういった，歯科における一般的なチームは顎関節症患者を支えることができるのだろうか，顎関節症患者の治療ステップをイメージしながら考察してみたい．

顎関節症治療ステップ

　どのような臨床でも医師，歯科医師単独でできることはきわめて少ない．特に顎関節症の臨床は，主訴の聞き取りからスタートして資料採取，視診，触診，仮診断，診断，治療開始，経過観察と，比較的複雑な経過をとる．これだけのことを1人の歯科医師が行うことは全く不可能であり，ここで必要なのはチームである．ところが，どのような顎関節症の解説書を読んでも，チームの組み立てを詳細に述べたものはない．さらに，チームを利用してセルフケアを推進させる具体的方法について，述べたものもない．
　本書でまとめるチャンスをいただいたので，筆者が通常行っている顎関節症治療チームとセルフケアについて考察を進める．

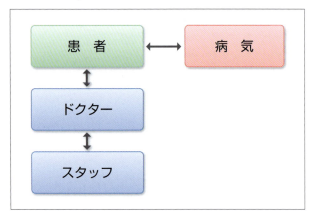

図1 チームをつくらず，病気に対して患者が戦い，ドクターがそれを支援し，ドクターをスタッフが支援する．これは効率が悪いし，患者は一人で頑張らなければならない

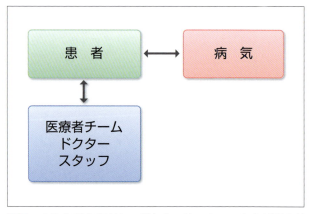

図2 病気と闘う患者を，ドクターやスタッフを含む医療者チームが支援する．患者は医院全体に支えられている気持ちができる

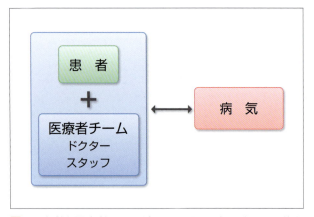

図3 患者と医療者チームが一つのチームをつくり，一体となって病気と闘う．患者の孤立感はなく，その医院全体と一緒になって病気と闘う姿勢ができる

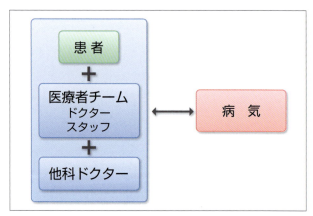

図4 顎関節症という病気の特性かもしれないが，他科の支えが必要な症例が多い．患者，院内の医療者チームと他科ドクターにもチームに加わってもらい，病気と闘う．他科ドクターたちとは綿密な連絡が必要である

　ここで筆者が大切なこととして考えているのは，患者もチームの一員として巻き込む体制づくりである．医療者側のチームが万全でも，患者がお客様でいる間，つまり医療者任せで「私を歯科医院の皆さんで治してください」という考えをもっている間は，とても治りにくいし，いわゆる「やっかいな患者」になってしまう可能性もある．つまり，この体制は患者やスタッフ全員にセルフケアの体制が整えられていないことになる．顎関節症治療を売りにしているホームページなどでよく目にする「私に任せれば顎関節症は治る．任せなさい」というような体制では，術者，患者ともに苦労することは間違いない（図1，2）．

　反対に，患者を医療者のセルフケアチームに巻き込むことに成功すれば，難しい顎関

節症の患者でもチームの一員として，自分で治っていこうとセルフケアなどの努力をしてくれる．こうなれば，多少不調になっても，ただ不調を訴えるだけでなく，治っていくための努力をしてくれるし，医療者側のアドバイスにも耳を傾けてくれる．少なくとも，筆者の医院ではなるべく患者をセルフケアチームに参加するよう説明し，理解をしていただいている（図3）．

筆者の医院における顎関節症の可能性がある症例に対する診察の流れは，

① 初診日：診断資料作成としてパノラマX線写真撮影，口腔内写真撮影，プロトコール作成（問診，触診，視診），必要があれば顎関節部CBCT撮影，仮診断，病状解説（治療方針説明，セルフケアの必要性と実際の方法の指導），必要があればスプリントの作製準備に入る．ときにはこの段階で他科受診を勧めるが，多くの場合は当院と他科との併診（図4）．

② 2日目以降：チームとしては2日目以降に力を発揮する．経過観察と必要な処置の選択，セルフケアの確認，病状解説．これらの繰り返しで，必要があれば他科受診の紹介と紹介状の作成をする．

③ 治療が進んできて症状が落ち着いてくると，咬合が変化し咀嚼障害が生じることがある．患者が咀嚼機能回復を望む場合には矯正歯科紹介や当院での補綴診断を経て，咬合を作る．セルフケアは続けて行ってもらう．

④ 経過観察：多くの場合は歯周管理を中心に行い，その後にセルフケアの確認，症状確認を行う．

各ステップにおけるチームの関わり方とセルフケアとの関係

1）初診日

筆者が最も大切であると考えているステップである．この日に各種資料を集めて除外診断を行った後に顎関節症としての仮診断を下し，セルフケアの重要性を説明する．この段階で，術者だけでなく診療室全体に顎関節症治療チームができているので，術者の説明の不足部分や患者の言葉にならない不安な部分を察知して病状解説の補足をするなど，診療室全体で患者を包み込むような雰囲気づくりをしている．

ここで，患者が安心して受診を継続する気持ちになったときに，セルフケアの重要性を術者から解説する．そしてセルフケアの具体的方法やその方法を選択した理由などを説明するが，患者の心のなかではきちんと腑に落ちてはいないはずなので，患者が気楽に話のしやすい歯科衛生士や歯科助手からあらためて説明を行うことによって，少しずつでも「やってみようかな」と思ってもらえるように誘導する．「やってみようかな」と思ってくれた段階で，患者をチームの一員として迎え入れ，そのことを口頭で表現する．「一緒によくなっていきましょう．私たちがあなたを治すのではなく，あなたがご自分でよくなっていくのを手助けするのです．あなたの気持ちと体が治っていくのを妨げる要素を，私たちで一緒に取り除いていきましょう」というような内容の会話をする．

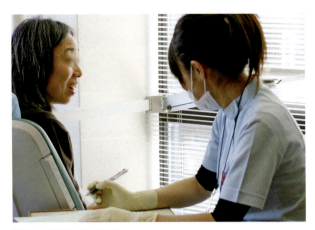

図5 訴えをうかがう

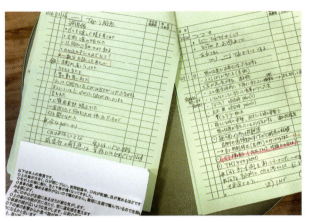

図6 カルテ一面を埋める訴え

　この段階で患者を取り込んだチームができあがる．そこで必要なセルフケアの再確認をする（図5）．
　一般的なセルフケアは冒頭に述べたとおりであるが，これらの項目を顎関節症のセルフケアに当てはめて，チームが理解できるように考えてみよう．

(1) 休養：睡眠や休息，あるいは趣味に没頭するなど
　自分が顎関節症で悩んでいることを忘れるという意味で勧められるが，過度の休養はよくない．むしろ，病状悪化前の日常生活のリズムを取り戻すように指導する．

(2) 食事：ダイエット，栄養のバランスの取れた食事，食育，食事療法
　これは変形性顎関節症以外の患者では，普通に食事していただく．

(3) 運動：ウォーキング，水泳，ストレッチ，ジョギングなど
　この項目は非常に大切で，できれば心拍数が上がるジョギングのような運動が勧められる．患者に生じているうつ気分を，有酸素運動による脳内物質の補給で改善できる（12ページ図1参照）．

(4) 衛生：入浴，歯磨きなど
　顎関節症患者に限らず，重要な項目である．

(5) メンタルヘルス：ストレス管理，レクリエーション
　ストレス管理とはいうものの，簡単にはできないだろう．ストレスが蓄積しても大丈夫な心をつくるほうが効果的なので，メンタルコントロールや運動をすることが効果的と考える．
　このような知識を筆者の診療室のチームでは常識として身につけており，患者と接するときには折に触れ説明と確認をしてくれている．患者がチームの一員となったときには，できるところからゆっくりスタートするように見守る体制ができている．

2) 2日目以降

患者が席につくと，スタッフが図5のように患者と対面するように座り，患者の訴えたいことをなるべく言葉で繰り返しながら，詳細にカルテに記載していく．苦痛が大きい患者の場合には，1ページが文字で埋まることも珍しくはない（図6）．チームの一員であるスタッフは，セルフケアの要素を理解しながら要点を記載してくれるので，術者はどのような症状があって，どのようにセルフケアができているかを素早く読み取れる．

患者がチームの一員になっている場合には，症状が改善したときにセルフケアや術者の治療が効を奏したことを実感できる．

改善できなかった場合には，なぜ改善しなかったかを考察する．診断にさかのぼって，セルフケアの完成度や術者の処置の正確さなどをチームの一員としての患者の実感をうかがいながら考察する．そして次の一手を考え，実行する．

3) 咀嚼機能回復

患者の要望があれば，咀嚼機能回復を目的として歯列矯正の専門医紹介，補綴処置に入る必要がある．術者は一通りの説明をするが，当然患者は1回の説明では納得できない．この後はお互いチームの一員のスタッフと信頼関係をもって，詳細な話し合いとなる．

4) 経過観察

ほとんど症状が落ち着いても，普段からのセルフケアが続いていないと再発の可能性があるので，セルフケアが日常生活の一部になっているような状態が望ましい．この頃になるとスタッフと患者が同じチームの一員として友人のように話し合えるようになっているので，セルフケアの完成度や失敗談などを話し合い，術者が関わるのは最後になる．

 ## おわりに

筆者の診療室では通院している患者の8割以上が，現在顎関節症かかつては顎関節症患者であった人々である．このような顎関節症の臨床で重要視しているセルフケアと筆者らのチームとの関わりを具体的に示した．

参考になる文献が少なく，ほとんどが筆者の経験談であることをわびたいと思う．

文献
1) 野中　猛．図説ケアチーム．中央法規出版，2013．

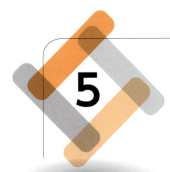

5 歯科口腔リハビリテーション料2の活用と口腔健康管理
―セルフケアマネジメント―

髙野直久

 ## Self-limiting な顎関節症

　顎関節症への理解は国民のなかに広がりを示してきているようではあるが，地域医療最前線の歯科医療機関である歯科医院で顎関節症への対応に大きな差があるのは，残念ながら現実である．顎関節症における疼痛を除き，ひと頃に比べて顎関節（雑）音や開口障害や顎運動障害に対して侵襲性や非可逆的な治療の選択されることが少なくなり，顎関節症が Self-limiting な疾患として捉えられて保存的治療が選択されてきていることは，好ましいことといえる．しかしながら，病態を推理考慮しての保存的な治療方針と，単に積極的な治療を行わないという考えによる治療方針では，治療方針として選択の結果だけを見れば同じように思われがちであるが，重症化予防の観点からは異なったものと考えられる．

　顎関節症といっても，多くの要因により構成されるカテゴリーの疾患であるから，一般的な歯科医師にとって大変捉えにくく対応しにくい疾患であることは言うまでもない．現在，かかりつけの歯科医として，あらゆるライフステージの患者に対応が求められている今日では，さらに個人の基礎疾患や環境等に考慮する歯科医師が望まれる社会となってきている．たとえば，地域包括ケアにおける役割を担うことや，地域における医療福祉分野における多職種連携も重要となってきている．このような対応に限られたものではなく，歯科のなかでも顎関節症などその歯科医師が得意分野としていない疾患に対しては，すみやかに専門医療機関あるいは専門とする歯科医師などとの「病診」あるいは「診診」の連携を積極的に活用する体制が必要である．

　たとえば顎関節症では，各地域において連携の体制づくりを行うべきであろう．顎関節症を診る専門家である専門医や認定医などの育成を図るとともに，顎関節症の病態や要因に正しい知識をもった一般開業の歯科医師を増やし，顎関節症や口腔顔面痛において地域で医療連携を推進する必要性がある．

 ## 口腔機能の維持向上

　平成元年から「8020運動」が始められて30年目になり，平成28年度歯科実態調査においても「8020達成者」が51.2％と推定されて，健康日本21における目標項目（平成34年において8020達成者を50％とする）にすでに到達している．しかしながら，

口腔健康管理				
口腔機能管理	口腔衛生管理	口腔ケア	
^	^	口腔清潔等	食事への準備等
項目例		項目例	
齲蝕処置 感染根管処置 口腔粘膜炎処置 歯周関連処置* 抜歯 ブリッジや義歯等の処置 ブリッジや義歯等の調整 摂食機能療法 など	バイオフィルム除去 歯間部清掃 口腔内洗浄 舌苔除去 歯石除去等 など	口腔清拭 歯ブラシの保管 義歯の清掃・着脱・保管 歯磨き など	嚥下体操指導 唾液腺マッサージ 舌・口唇・頬粘膜ストレッチ訓練 姿勢調整 食事介助 など

＊歯周関連処置と口腔衛生管理には重複する行為がある

図1 口腔健康管理
（平成27年6月16日「口腔ケア」に関する検討委員会中間答申書をもとに作成）

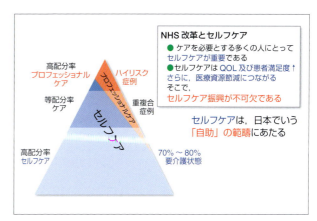

図2 セルフケアとプロフェッショナルケアとの関係
（イギリス保健省．セルフケア白書．2005をもとに作成）

40歳代，60歳代での歯周病の進行があきらかになり，課題とされている．

平成30年4月から6年間，特定健診・特定保健指導（第三期）が始まり，今回新たに歯科から標準質問票における質問項目13番に「食事をかんで食べる時の状態はどれにあてはまりますか．」が加わった．選択肢には，「①何でもかんで食べることができる，②歯や歯ぐき，かみあわせなど気になる部分があり，かみにくいことがある，③ほとんどかめない」とあるように，かむことの重要性が生活習慣病予防や改善においても見直された結果である．

かむという口腔機能の一つを健康に維持するには，歯の本数や歯周の健康ならびに顎関節や咀嚼筋などが健康であることが基である．したがって，乳幼児・小児期から成人期，そして高齢期に至る口腔機能の正常な発達・育成ならびに維持向上を図るべきであり，同時に日本歯科医師会と日本歯科医学会とが整理した「口腔健康管理：口腔機能管理，口腔衛生管理，口腔ケア」（図1）について理解を広める必要がある．

セルフケアとプロフェッショナルケア

本人ならびに家族の協力の下で行われるセルフケアが，口腔健康管理の結果において半分以上も影響するほど大切である．しかし一方で，プロフェッショナルケアなくして口腔健康管理もありえず，プロフェッショナルケアも必要であるとの認識も正しく，地域包括ケアシステムでは多職種において共有されている．顎関節症・口腔顔面痛に対してのチーム医療においても，同じように認識されるべきであろう．

つまり，たとえ「Self-limitingな」顎関節症であり，顎関節症治療ではセルフケアが大半を占めているとしても，プロフェッショナルケアとの組み合わせは重要である．したがって顎関節症治療においても，セルフケアとプロフェッショナルケアのマネジメントを行える歯科医師の育成は，これからの課題である．このマネジメントにおいては，図2に示すようにセルフケアが大半を占めており，正しくセルフケアが行えるように

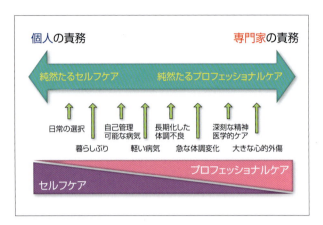

図3 セルフケアセルフマネジメント，セルフケアの変化（イギリス保健省．セルフケア白書．2005をもとに作成）

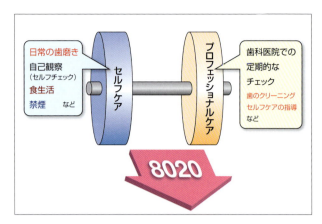

図4 セルフケアとプロフェッショナルケアは「車の両輪」

知識の提供と，セルフケアを推進するためのプロフェッショナルケアの提供と保健指導の充実を図ることが不可欠になる．

セルフケア・プロフェッショナルケアは，健康だけでなく疾病の管理においても考慮する必要な考え方である（図3）．図4は以前より日本歯科医師会がセルフケアとプロフェッショナルケアを「車の両輪」に例えてイメージとして用いてきたものであるが，現在はこの両輪に「オーラルフレイル」対応のため口腔機能管理を加えていくことが，健康寿命の延伸とQOLの維持向上に役立てることになると考える．

顎関節症治療の一面

顎関節症治療でのセルフケアマネジメントの普及を把握するための指標として，歯科口腔リハビリテーション料2（リハ2）がある．これは，平成26年度4月から保険収載されたもので，床副子（困難）すなわちスプリントを使用している患者に対し，指導または訓練を行うことで算定できる．ただしこの算定には診療機関が届出をする必要があり，「当該診療科に係る5年以上の経験および当該療養に係る3年以上の経験を有する歯科医師が1名以上配置」されており，かつMRI機器を設置しているか設置している病院と連携していることが施設基準となっている．

東京都歯科医師会が毎年抽出調査を行っている結果を図5に示す．平成26年度6月請求分から平成29年度6月請求分までを見ると，スプリント（床副子）の診療行為調査頻度は0.15～0.25％の範囲に示されている．同時期における床副子調整（咬合挙上副子）では，0.39～0.57％を占め，歯ぎしり咬合床（アクチバトール）では0.04～0.06％，歯ぎしり咬合床（アクチバトール以外）では0.34～0.52％を占めている．また，唯一の理学療法として保険収載されているマイオモニターでは，0.00～0.01％とほとんど活用されていないようである．

a

診療行為　名称	点数	総点数	総件数	行為別頻度	百分率	影響率
スプリント（床副子）	1,530 点	140,760 点	92 件	0.15	0.190%	0.0001%
床副子調整（咬合挙上副子）	220 点	52,580 点	239 件	0.39	0.071%	0.0003%
歯ぎしり咬合床（アクチバトール）	2,150 点	58,050 点	27 件	0.04	0.078%	0.0000%
歯ぎしり咬合床（アクチバトール以外）	1,650 点	343,200 点	208 件	0.34	0.464%	0.0003%
マイオモニターによる治療	85 点	0 点	0 件	0.00	0.000%	0.0000%
歯科口腔リハビリテーション料 2	50 点	1,500 点	30 件	0.05	0.002%	0.0000%
比較参照　診療行為						
ヘミセクション（分割抜歯）	470 点	40,420 点	86 件	0.14	0.055%	0.0001%
歯根嚢胞摘出手術（歯冠大）	800 点	44,800 点	56 件	0.09	0.061%	0.0001%
歯科訪問診療料（特別対応加算）	175 点	10,675 点	61 件	0.10	0.014%	0.0001%

★行為別頻度 0.15 とは 100 人で 0.15 件あるかという頻度

b

診療行為　名称	点数	総点数	総件数	行為別頻度	百分率	影響率
スプリント（床副子）	1,530 点	226,440 点	148 件	0.20	0.254%	0.0002%
床副子調整（咬合挙上副子）	220 点	80,080 点	364 件	0.50	0.090%	0.0004%
歯ぎしり咬合床（アクチバトール）	2,150 点	73,100 点	34 件	0.05	0.082%	0.0000%
歯ぎしり咬合床（アクチバトール以外）	1,650 点	483,450 点	293 件	0.40	0.543%	0.0003%
マイオモニターによる治療	85 点	0 点	0 件	0.00	0.000%	0.0000%
歯科口腔リハビリテーション料 2	50 点	4,000 点	80 件	0.11	0.004%	0.0001%
比較参照　診療行為						
ヘミセクション（分割抜歯）	470 点	53,110 点	113 件	0.15	0.060%	0.0001%
歯根嚢胞摘出手術（歯冠大）	800 点	72,000 点	90 件	0.12	0.081%	0.0001%
デジタル全顎 10 枚法（電子画像管）	512 点	72,192 点	141 件	0.19	0.081%	0.0002%

★行為別頻度 0.20 とは 100 人で 0.20 件あるかという頻度

c

診療行為　名称	点数	総点数	総件数	行為別頻度	百分率	影響率
スプリント（床副子）	1,530 点	213,200 点	140 件	0.25	0.309%	0.0002%
床副子調整（咬合挙上副子）	220 点	69,740 点	317 件	0.57	0.101%	0.0005%
歯ぎしり咬合床（アクチバトール）	2,150 点	47,300 点	22 件	0.04	0.068%	0.0000%
歯ぎしり咬合床（アクチバトール以外）	1,650 点	389,400 点	236 件	0.42	0.562%	0.0003%
マイオモニターによる治療	85 点	85 点	1 件	0.00	0.000%	0.0000%
歯科口腔リハビリテーション料 2	50 点	4,400 点	88 件	0.16	0.006%	0.0001%
比較参照　診療行為						
ヘミセクション（分割抜歯）	470 点	44,650 点	95 件	0.17	0.064%	0.0001%
歯科診療特別対応加算	175 点	21,875 点	125 件	0.22	0.032%	0.0002%
在宅歯科医療推進加算	100 点	13,400 点	134 件	0.24	0.019%	0.0002%

★行為別頻度 0.25 とは 100 人で 0.25 件あるかという頻度

d

診療行為　名称	点数	総点数	総件数	行為別頻度	百分率	影響率
スプリント（床副子）	1,530 点	165,240 点	108 件	0.25	0.318%	0.0002%
床副子調整（咬合挙上副子）	220 点	40,480 点	184 件	0.42	0.078%	0.0004%
歯ぎしり咬合床（アクチバトール）	2,150 点	58,050 点	27 件	0.06	0.112%	0.0001%
歯ぎしり咬合床（アクチバトール以外）	1,650 点	374,550 点	227 件	0.52	0.721%	0.0004%
マイオモニターによる治療	85 点	425 点	5 件	0.01	0.001%	0.0000%
歯科口腔リハビリテーション料 2	50 点	4,300 点	86 件	0.20	0.008%	0.0002%
比較参照　診療行為						
ヘミセクション（分割抜歯）	470 点	31,020 点	66 件	0.15	0.060%	0.0001%
歯科初診料乳幼児時間外加算	125 点	15,625 点	125 件	0.29	0.030%	0.0002%
顎運動関連検査（MMG, GoA, ChB 等）	100 点	36,480 点	96 件	0.22	0.070%	0.0002%

★行為別頻度 0.15 とは 100 人で 0.15 件あるかという頻度

図 5　東京都歯科医師会調査結果（抜粋）
a：平成 26 年，b：平成 27 年，c：平成 28 年，d：平成 29 年

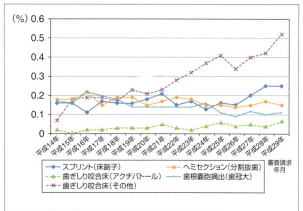 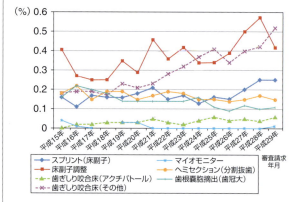

図6 診療行為別頻度調査の年度変化
（東京都歯科医師会調査結果からグラフ化）

　平成26年4月の改定により保険収載された歯科口腔リハビリテーション料2についてみると，平成26年6月では0.05%であったのが順次，0.11%，0.16%，0.20%と増えてきている．診療行為別頻度調査を少し遡って平成14年から平成29年までの年度変化を示したものが図6である．平成15年以降，歯ぎしり咬合床（その他：アクチバトール以外）がスプリント（咬合挙上副子）よりも明らかな増加を示している．とはいえ，床副子調整は年度により上下するものの，おおよそ増加傾向を示しているといえる．

リハ2をめぐるデータの検証

　東京都国民健康保険団体連合会の集約した電子レセプト請求による集計から，リハ2に関連した動向を抽出したデータにより検討したところ，いくつかの傾向が示されている．

　図7でリハ2と床副子（困難）の算定の状況をみると，床副子（困難）算定医療機関数は800～1,200件のあたりに位置し，床副子（困難）算定件数は1,500～2,300件あたりを示し，算定医療機関あたりで換算するとおよそ1.8倍の床副子（困難）算定である．また，リハ2を算定する医療機関の数は着実に伸びてきている．

　図8はレセプト請求における床副子（困難）の算定率で，約0.21%を推移しており，いくらかの減少傾向を示しているように思われる．

　図9は，電算処理システムにて請求されたレセプト請求の総数のうち，リハ2レセプト請求件数の割合である．算定頻度は約2年ほどは上昇傾向を示したものの，それ以降は漸次なだらかになり0.95%ほどであるが，今後においても1%あたりに留まると考えられる．保険収載以降上昇してきた勢いが，2年もすると収まる傾向に感じられ，リハ2を算定する医療機関がほぼ限られてきていると考えられる．顎関節症を治療をする医療機関が限られているのか，あるいは顎関節症を治療していてもリハ2の届けを行っていないのかははっきりしないが，顎関節症を積極的に診る医療機関が限られているこ

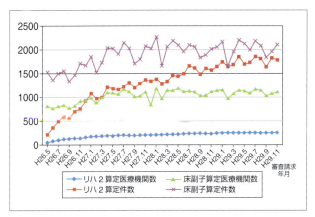

図7 歯科口腔リハビリテーション料2と床副子（困難）を算定する状況の推移
（東京都国民健康保険団体連合会の抽出集計よりグラフ化）

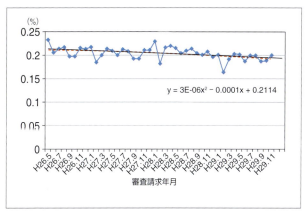

図8 レセプト請求における床副子（困難）算定率
（東京都国民健康保険団体連合会の抽出集計よりグラフ化）

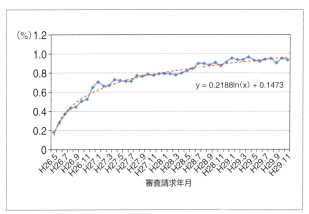

図9 レセプト請求における歯科口腔リハビリテーション2算定率
（東京都国民健康保険団体連合会の抽出集計よりグラフ化）

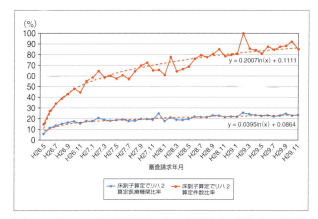

図10 歯科口腔リハビリテーション2と床副子（困難）を算定する状況の推移
（東京都国民健康保険団体連合会の抽出集計よりグラフ化）

との現れと思われる．

図10はリハ2と床副子（困難）を算定する状況を分析した結果を示している．床副子（困難）算定においてリハ2を同時に算定した医療機関比率は約20％でほぼ落ち着き，床副子（困難）算定において同時にリハ2算定した件数の算定比率は，平成26年改定以降暫時増加して，平成29年からは約80％を超えてきており，これからも100％に向けて増加傾向を示している．このことは床副子（困難）を算定する約20％のいわば顎関節症を積極的に診る医療機関においては，保存療法であるスプリント治療に集約されてきているように思われる．これからもリハ2算定医療機関においてスプリント治療を中心にリハ2の請求は続くと考えられ，顎関節症治療を行うためのリハ2算定医療機関は認知されていくものと思われる．

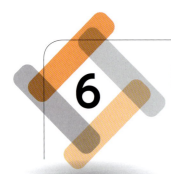

6 精神医学におけるセルフケア

宮地英雄

「セルフケア」と「精神医学」

　精神医学や精神科の医療においては，「セルフケア：Self-Care」は，あまり用いられない．なぜだろうか．

　精神医学，精神科医療で扱う対象の一つに「こころ」がある．「こころ」は英語では主に，「Mind」や「Heart」がある．前者は，「思考」に，後者は「感情」に関連した「こころ」である．「Mind」は「Self」には通じそうであるが，「Care」とはどうであろうか．「Mind-Care」は，たとえば強い心的外傷に対するCareなど，特殊な状況に用いられる．「Mind」を長期間あるいは強く揺さぶられ傷つけられたとき，「Care」が必要となる．

　「Mind」といえば，「制御：Control」であろうか．しかし「マインドコントロール：Mind-Control」は，他者が思考の制御を施すという，「洗脳」というイメージにつながるので，医学的な用途にはなりにくい．ということで，自己が自身（のMind）をコントロールしていく，いわゆる「セルフコントロール：Self-Control」という用語が使われる．

　精神医学，精神科医療で扱うのは，「Mind」だけではない．「意識：consciousness」や「無意識：unconsciousnessまたはsubconsciousness」などというものもある．「意識」では，一部は，身体的な問題と関係する．炎症や電解質異常，脳疾患，内分泌疾患などで，「意識」の障害が起こりうる．また循環器疾患や呼吸器疾患などでは，血液の酸素飽和度などの影響も，脳の活動や「意識」に関与する．

　近年，精神疾患の一部において，その精神症状が，「脳」を含めた「身体」の問題－すなわち「身体疾患」の一症状であるとする見方が模索されている．自閉症スペクトラム障害や注意欠陥多動性障害は，概念が登場した当時から微細な脳機能障害が想定されている．また統合失調症や気分障害（うつ病や躁うつ病：双極性感情障害）などでも，脳内神経伝達物質との関連や遺伝子レベルでの解析が研究されている．精神医学的問題を踏まえてみると，個人においては，「セルフ」のアプローチが適するものと適さないものがあると「こころ」得ておくべある．

　ちなみに，そもそも「Care」は，「こころにとめる・注意する」という意味があり，それ自体「こころ」と関係する語であることを付しておく．

精神科領域における「セルフ」の技法

　自律訓練法は，1932年，ドイツの精神科医，シュルツよって体系化されたものである．催眠に誘導された人が，腕や脚に「重たさ」や「温かさ」をしばしば報告するという事実から，この感覚を自己暗示により生じさせて催眠状態をつくることで，リラックスした状態をつくることを目標としている．疲労が回復し，過敏状態が沈静化し，身体の痛みや精神的な苦痛が緩和されるなど，精神面だけでなく身体面の症状にも効果があるとされている．他者から誘導される催眠法と異なり，一度手法を獲得すると，自分自身でいつでもどこでも行えるという特徴がある．ただ，治療者の技術的問題や，高次ステップには，心脈拍，呼吸のコントロールという適応を考えなければならない問題があるのは，難点である．

　認知行動療法は，1970年代に開発された精神療法の一技法である．感情を入り口に，非機能的思考，否定的な自動思考を同定する認知的介入（認知療法）と行動的介入（行動療法）を選択・組合せたもので，問題となる思考を修正し，感情的苦痛の変容を目指す治療法である．通常週1回4カ月，計15〜16回程度のセッションで行われる．開発された当初は，うつ病を対象としていたが，現在ではその適応が広がっており，歯科領域でも一部で行われているようである．広がっている要因に，「簡便にできる」「副作用がない」といったことが挙げられているが，これは誤解である．

　問題となる思考，すなわち認知の歪みは，精神疾患の有無にかかわらず認められるが，認知の歪みの原因に精神疾患に基づく症状があるとすれば，その症状の質，強さ，変動，介入のタイミングによっては，精神療法的アプローチは症状の悪化をもたらす可能性がある．また，治療の適応となるにしても，思考の修正を行うにあたっては，患者-治療者との間に適度な信頼関係の確立が必要で，技術として確立された高いコミュニケーション能力などが必須となり，それらの能力の獲得には通常長時間の研修やトレーニングが必要とされ，簡便とも言い難い．

　Physical self-regulation（身体-自己調整法：PSR）は，前述の自律訓練法とこの認知行動療法のスキルが取り入れられている印象がある．

　近年，「マインドフルネス」などといった，「自分（の内面）に向きあう」といったことが注目されている．医療全般においても，「医療者が施す医療」だけでなく，「自ら向き合う医療」を取り入れていく方向へと転換しつつある．顎関節症の医療においても，「セルフ」ケアの時代をどう考えていくか，研究・研鑽を続けていかなければならない．

脳機能から見る，「セルフケア」を進めるうえでの条件

　「セルフケア」は，「自らの責任において，自らが無理のない範囲で行う」ということから，障害や副作用がほとんどない，というイメージがあるであろうが，注意点は当然

ある．「向かないケース」にケアや指導を無理矢理施すと，やはり支障は出る可能性がある．

　すでに示したように，脳や身体に問題があるケースでは，「意識：consciousness」や「こころ：Mind」がうまく働かない．これは「セルフケア」の核である，「自力で学習する」という作業が困難になる可能性がある．脳出血や脳梗塞，パーキンソン病や神経変性疾患，脳に影響するホルモンの異常をきたす内分泌疾患などがあると，理解力，判断力，集中力，持続力などに問題が生じ，衝動性が強くなるなど，「学習」や「持続性」が困難になることは予想される．

　同様の理由で，器質的に問題がなくても，脳の機能がうまく働かない人は，やはり適応として難しい．うつ病のように，脳の機能が部分的に落ちているような疾患でも，「学習」自体困難になる．これは，「本人のモチベーションが下がっている」というレベルの話ではなく，「やりたくてもできない」という状態（病態）であり，この状態で無理矢理行動を促しても，うまく行えないだけでなく，「私はこんなこともできないのだ」と，抑うつ状態を悪化させかねない．

　「機能がうまく働かない」とは，必ずしも「低下」を示すものではない．機能が働きすぎる，あるいはある特定の出来事に偏ったかたちで働いている場合などは，よほど理解やモチベーションが本人の思考と同調しないと，「新たな学習」に向かえない．自閉症スペクトラム障害では，興味の偏り，常同性があり，新しいものを取り入れるのが苦手であり，やはり無理矢理進めると，簡単なことでも混乱を起こす．

　精神疾患の有無に限らず，患者本人の特性を見きわめ，どのようなケアの進め方がよいのかをしっかりと検討し実践することこそ，医師の役割の一つであり，本書の本分たる「セルフケア」をうまく活用し，進めるカギとなろう．

第IV章
実践編

セルフケアのアドヒアランスを高める診療のポイント

島田　淳

症例の概要

　30歳代，男性，会社員．口が開きづらい，顎が全体的に重いことを主訴に来院．

　20年ぐらい前，両側関節（雑）音（クリック）が出現．開口しづらい感じであったが，自然に気にならなくなった．5年前，会社で昇進し責任が重くなってから，夜も寝られなくなり，顎が痛くなる．それに伴い，頭痛（前頭部が重くなる），目の疲れ，耳のつまり，頸部，背中痛出現．その後しばらくは治まっていたが，最近また顎の症状とその他の症状が出てきた．5年前に睡眠障害により心療内科で1年間投薬を受けた．

　前医から睡眠時ブラキシズムが原因と言われスプリントを作ったが，強い違和感のため逆にかみしめが強くなり，症状が悪化した．顎関節症症状については安静を指示されており，患者自身も口を開けることで痛みが強くなることが怖くて，極力口を開けないようにしているという．

　仕事は週5日，1日8時間パソコンで事務仕事，ここ数カ月は忙しい．睡眠は7時間で，睡眠時ブラキシズム，上下歯列接触癖（TCH）の自覚あり．顎関節症症状は，朝よりも夕方から夜にかけて強くなる．

　口腔内に特に問題は見られず，開口量は45mmで関節（雑）音はない．開口時に左右咬筋痛があり，圧痛は左右の咬筋，側頭筋，胸鎖乳突筋にある．舌の圧痕あり．画像検査では，特に問題なし．

　顎の痛みはVASが72/100，QOLは52/100．生活に支障となる問題は首・背中の筋の痛み，目の疲れ，頭痛，耳のつまり．

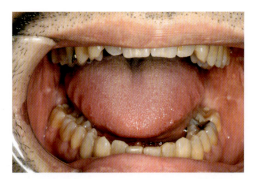
舌の圧痕

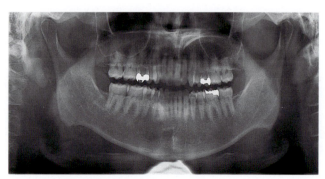
パノラマX線写真

臨床診断：両側顎関節症（咀嚼筋痛障害），口腔心身症

　本症例は，顎関節症症状が心理社会的要因で増大する，心身症の典型例であると思われる．治療は顎関節症に対する理解，そして症状と心理社会的要因，生活習慣との関連について，また，症状の改善のためには，痛くても動かすことの重要性を理解させること，すなわち疾患教育が主体となる．そして疾患教育の一つとして，心理社会的な要因が関与していることを本人に指摘する．実際の治療計画は，セルフケアとして疾患教育後，仕事中は1時間に1回，最大開口5秒保持を3回行うよう指示した．また，タオル等で頸部，咬筋部を温めることや，咬筋部，側頭筋部，胸鎖乳突筋マッサージ，胸鎖乳突筋ストレッチ，自己牽引法などを指導した．プロフェッショナルケアとしては，運動療法（マニピュレーション），レーザー療法（星状神経節近傍，咬筋など）を行った．スプリント療法は以前経験があるが気になって眠れなかったこと，起床時の症状は少ないことから保留とした．毎回セルフケアの確認と運動療法，レーザー療法を行った．

　3週間後にVASは50/100，開口量55mmとなり，開口時痛はなくなったが，咬筋，側頭筋部，胸鎖乳突筋にやや圧痛を感じる．全体的に頑固なコリがほぐれている感じがするとのことであった．

　6週間後にVASは20/100，圧痛ほぼなくなり，自己牽引療法が効いている感じがするそうである．

　10週間後にVASは11.5/100で圧痛はなくなった．肩こり，背中の痛みもなくなっている．起床時に頸が痛くなったが，仕事が忙しくなり熟睡できないとのことだったので，就寝前のリラクセーション法を指導した．

　14週間後にVASは0/100となり，起床時，日中とも楽になっている．

　18週間後には，起床時にたまに症状出るが，あまり気にならず，歯周処置も希望したため，3カ月のメインテナンスへ移行した．現在初診より3年経過しているが，たまに症状が出たときも焦らず対応できており，特に顎関節症の治療は必要としていない．

本症例でのセルフケア指導のポイント

　セルフケアを成功に導くには，いかに患者に当事者意識をもたせ，セルフケアを行うアドヒアランス（患者が積極的に治療方針の決定に参加し，その決定に従って治療を受けること）を高められるかにある．すなわち，まず生活習慣と症状との関連についての気付きを促し，安静が慢性化につながることを理解させたのち，アドヒアランスを高めるため以下のポイントに注意する．
・初診時…運動療法は即時的な効果があるため，チェアサイドで術者による顎関節マニピュレーションなどの運動療法を行い，疼痛の軽減と機能の改善を実感させることで，多少の痛みは気にせず，大丈夫なことを認識させる
・再診時…痛みがあると患者はよくなっていないと考えるため，開口量の増加など，機能が改善していることを見つけ，よくなっていることを患者に伝え励ます

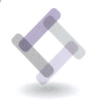

運動療法，ストレスへの対処が症状の安定に奏効した症例

羽毛田 匡

症例の概要

30歳代，女性．口を開けると顎が痛い，大きく開けられない，食べると痛いことを主訴に来院．

2〜3年前から開口時に関節（雑）音を自覚していた．2カ月前より引っかかりが強くなることがあり，ときどき開けづらいことがあった．1カ月前より，開口時の痛みと開口しづらさ，咀嚼時の痛みが持続している．既往歴は特記事項なし．

右側顎関節，右側咬筋に痛みがあり，開口量は無痛25mm，有痛最大28mm，強制30mm．開口時痛は右側顎関節に，圧痛は右側顎関節外側極，両側咬筋，側頭筋にある．関節（雑）音はない．

パノラマX線写真では，顎関節の骨性変化は認められなかった．MRIでは，右側は復位性関節円板前方転位，左側は非復位性関節円板前方転位を認めた．

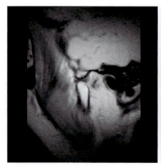

初診時右側顎関節MRI（開口，閉口）

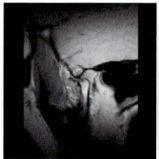

初診時左側顎関節MRI（開口，閉口）

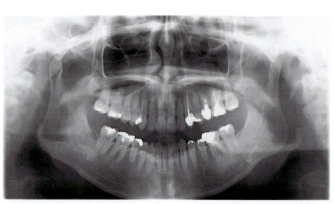

初診時パノラマX線写真

> **臨床診断：両側顎関節症（両側咀嚼筋痛障害，右側顎関節痛障害，右側復位性顎関節円板障害，左側非復位性顎関節円板障害，左側変形性顎関節症）**

　初診時，顎関節の病態を説明し，軟性食品の摂取，大開口回避などセルフケアを指導した．咀嚼時に右側顎関節痛が強く，食事も困難であることから，フェナゾックスを処方した．その後疼痛は持続し，ボルタレン，ボルタレンSRと変更して奏効することとなった．

　約3カ月経過時，疼痛は軽減．開口量無痛30mm，有痛32mm，強制34mmと，改善傾向が見られる．関節可動化訓練を開始．

　約1年経過時，開口量無痛42mm．咬筋，側頭筋，顎関節部の圧痛は認められる．生活支障は減少している．

　以降18年にわたり顎関節症症状の経過を追跡することとなった．

　顎関節および咀嚼筋の疼痛や開口量は増悪と改善を繰り返す．きっかけとなっていた身体の状態として，頭痛，めまい，頸椎椎間板症，ライフイベントや心理的ストレスとして，子供の進学，夫婦間の意見の相違，親の介護等が聴取された．

　症状増悪時には，関節可動化訓練や閉口筋伸展訓練を行い，睡眠時のスプリント装着を行うなど，セルフケアアイテムを選択し組み合わせて実施している．心理的要因に対しては，歯科心身外来を受診し，ストレス要因の分析と対処法を学び，実践している．こうしたセルフケアにより，顎関節症症状は生活支障を生じさせない範囲内におさまるように制御されていると考えられる．

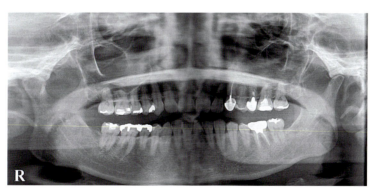

17年経過時のパノラマX線写真

> **本症例でのセルフケア指導のポイント**
>
> 　日常生活における身体の状態やライフイベント，それに関連する心理的ストレスの影響で顎関節症症状の増悪，緩解を繰り返している．長期間の経験により，患者は症状の悪化に慌てることなく，セルフケアを実施することによって改善をみることを理解しており，生活の質を維持することが可能となっている．
> ・運動療法を実施すること
> ・ストレスを分析し対処すること
> ・睡眠時ブラキシズムの強度に応じスプリントを使用すること

心身医学的な対応を行うことで，セルフケア指導がうまくいった咀嚼筋痛障害の症例

澁谷智明

症例の概要

20歳代，女性，大学生．「右顎が痛く，痺れている」という主訴にて来院．

1カ月ほど前から右顎に違和感が出現するも放置していた．2週間前より痛みと痺れも出てきた．また，下顎臼歯部歯肉の痛みも認めたため，親知らずが原因かと思い，近歯科を受診．顎関節症による痛みかもしれないので病院の口腔外科に行くように言われ，同歯科の紹介にて当科を受診した．

シューラー写真で，右側下顎頭に骨の変形等の異常所見を認めず．開口量無痛で20mm，有痛で45mm．開閉口時に顎偏位なし．前方運動・左右側方運動時に痛みなし．右側咬筋に圧痛あり．VAS 55/100．

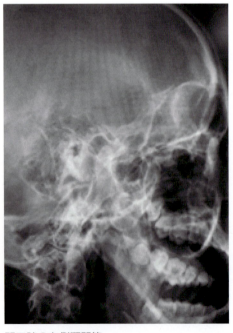
開口時の右側顎関節

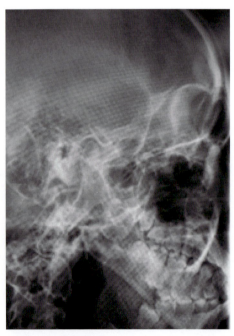
閉口時の右側顎関節

臨床診断：右側顎関節症（咀嚼筋痛障害）

　患者はもともと片頭痛，緊張型頭痛をもっており，睡眠の質もあまりよくないとのことであった．またストレスに対する耐性も強くなさそうで，今の症状がどのような病気によるものであるか，非常に不安そうであった．

　そのため，初診時の医療面接において患者の話に対して十分に傾聴・共感・受容・支持し，悪い病気ではないので，心配しなくてもよいことを保証した．それによって患者はかなり安心したようである．

　初診時，患者に十分に説明をした後に，① 術者による筋ストレッチを行った．そして② 日常生活指導，③ 自己牽引法（筋のストレッチ）および④ 筋マッサージの指導を行った．⑤ ロキソプロフェンナトリウム60mg 1回1錠，1日3回を7日間分服で処方．

　起床時の症状が強いそうであるが，夜間のスプリントの装着は今後の経過を診たうえで検討することとした．

　2週後，疼痛はほぼ消失したため，スプリントの作製は行わなかった．筋痛がほぼ消失したことで，筋を強化するために筋訓練療法を指導した．症状が今後も再発する可能性もあり，また本人の希望もあったため，しばらく月に1度の経過観察を行うこととした．

本症例でのセルフケア指導のポイント

　筋症状のみで心身医学的な問題もありそうな症例であったため，
- 患者の話に対して十分な傾聴・共感・受容・支持を行った
- 悪い病気ではないので，心配しなくてもよいことを保証することで，患者が安心した
- ストレスをあまりためず，良質な睡眠をとるよう指導した
- 痛みを感じるのは脳であり，どのようなときに症状がひどくなりやすいか，自分で気づきを行うように指導した

TCH是正の再指導で症状が改善した症例

佐藤文明

症例の概要

　20歳代，女性，会社員．口が開かない，開けると痛いことを主訴に来院．

　以前より，右側顎関節にクリックを自覚．1年前から起床時に右のアゴが引っかかるようになる．6カ月前から右クリックが大きくなり，開口時痛が出現．最近は開口障害も出現．開閉口，食事，強いかみしめで痛みが強くなる．近歯科で3カ月スプリント治療，TCH是正の指導を受けるも症状変化なく，当院初診．

　右側の側頭筋，咬筋，胸鎖乳突筋，顎関節に圧痛あり．無痛開口32mm，有痛35mm，強制開口35mm．開口時切歯路は右側偏位．下顎舌側に骨隆起あり．VASは86/100．

　歯ぎしり（夜間）指摘なし．TCHの自覚あり．TCHの判定は2種類のテストを行い，本症例はTCHがあることが疑われた．

　1年前に営業職を始めてから症状が悪化した．仕事がかなりストレスになっている様子．頬杖をよくつく．仕事中はPCの長期使用あり．

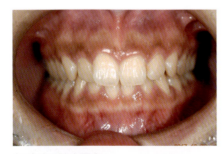
初診時口腔内写真

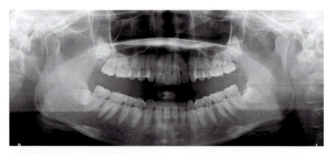
初診時パノラマX線写真

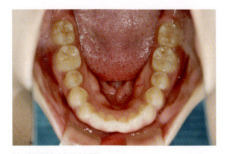
治療開始前の状態

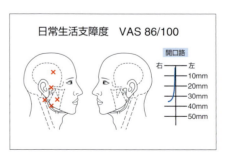
治療開始前

診断：右側顎関節症（非復位性顎関節円板障害の疑い，いわゆるクローズド・ロック）

　以前の医療機関でもTCHについて説明を受け，口頭でやらないようにと指導を受けていた．10枚以上の貼り紙を実施することを指示，習慣逆転法の指導を行った．他にも日常生活では，硬固物を避ける，あくびなどの急開口をしない，頬杖をつかないなどの指示を行った．

　慢性クローズド・ロックの可能性が高く，円板の整位の可能性が低いことから，円板整位は考えずに可動域を広げることを優先し，可動化訓練を指導．運動療法実施時の痛みについては，実施前の温罨法（ホットパック）やNSAIDs処方などによる疼痛緩和を必ず行う．なお，スタビライゼーションスプリントを使用していたが，夜間就寝時に外していても症状に変化がないため，中止とした．

　2カ月間，運動療法とTCH是正指導を行った結果，無痛開口46mmとなり，右側顎関節痛，筋痛は消失．日常生活での支障はなくなった．VASも0/100となった．

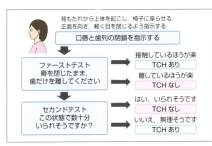
歯列離開テスト

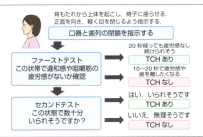
歯列接触テスト

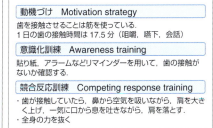
習慣逆転法

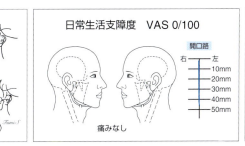
関節可動化訓練　治療終了後の状態

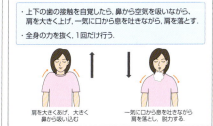
TCH是正のための脱力のポイント

本症例でのセルフケア指導のポイント

　TCHの是正は口頭のみで指示した場合，患者は歯を離すことだけに集中してしまう．結果として，自然に脱力できず，わざと歯を離すことになる．開口筋を使って歯を離す結果，下顎角部から下顎下縁にかけての顎二腹筋等の疲労，疼痛を誘発しやすくなる．本症例においても，この部分に痛みが出現していた．そこで，以下のようなTCH是正の再指導を行った．

- 貼り紙は自分がいる場所で目に付きやすい場所に10枚程度貼る
- 貼り紙ができない場所ではスマホなどの待ち受け，アラーム，バイブレーションなどを活用するよう指導
- 貼り紙をした後は歯を離すことは意識しない．リマインダーを見て思い出せばよい．忘れていい
- 最初の目標はTCHを完全になくすことではなく，TCHの継続時間を短くすること．TCHをやってもかまわないと患者に教育
- TCHをリマインダーで見つけた場合，1回のみ脱力する．肩，首など上半身の緊張をリセットすることが重要

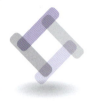

運動療法の重要性を再度説明することで，セルフケア指導が奏効した非復位性顎関節円板障害の症例

和気裕之，澁谷智明

症例の概要

　50歳代，女性，パート職員．口を大きく開けたときに右顎の関節が痛む（顎の疼痛のため奥歯できちんとかめない，硬いものが食べられない）ことを主訴に来院．

　1カ月ほど前から開口時，右顎がカクカクするようになるも，痛みがないため放置していた．2週間前より開口および咬合時に痛みが出てきたため，当院を受診した．既往歴・家族歴は特記事項なし．

　顎関節部の開口時・咬合時痛あり（VAS 47/100）．右側方運動時に右側顎関節部に軽度の痛みあり．日常生活支障度はVAS 39/100．最大開口量は有痛で32mm，開口時に下顎が右側に偏位．舌と頬粘膜の圧痕と咬耗あり．パノラマX線写真とパノラマ4分割X線写真では，両側下顎頭に骨の変形は認めないが，右側下顎頭がやや小さい．

　以下から軽度の抑うつが疑われる

- ・ストレス；なし
- ・不安感；なし
- ・緊張感；なし
- ・ゆううつ感；あり
- ・気力の低下；あり
- ・集中力の低下；あり
- ・興味の低下；なし
- ・能率の低下；あり
- ・悩みや困りごとを相談できる家族や友人は；いる
- ・夜間，歯ぎしりをしていると言われることは；ない
- ・昼間，歯をかみしめていることに気づくことは；ない

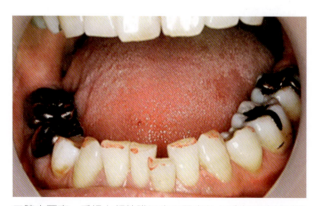

口腔内写真．舌縁と頬粘膜に歯の圧痕および歯の咬耗が認められる

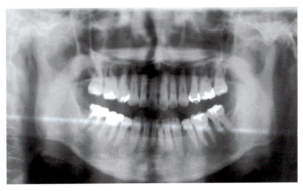
パノラマX線写真

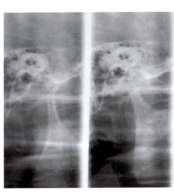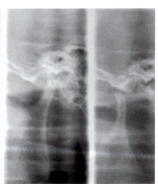
パノラマ4分割X線写真

診断：右側顎関節症（非復位性顎関節円板障害）

　運動療法および舌と頰粘膜の圧痕がみられることから上顎のスタビライゼーションスプリント，TCHの是正指導を行うことにした．

　初診時には，患者に十分に病状を説明した後，術者によるマニピュレーションを行った．そして，日常生活指導（寄与因子を発見して除去する．改善因子を見つけて強化する），自己牽引法（徒手によるストレッチ）の指導，およびスプリントの印象採得を行った．2週間後にスプリントをセットした．最大開口量30mm．

　1カ月後，スプリントは夜間使用していると無意識に外してしまうため，中止とした．また，患者は運動療法（自己牽引法）を思い出したときにしか行っていない，痛みのない範囲でしか開口していない等が判明した．最大開口量は36mm．大開口時に下顎は右側へ偏位．そこで，運動療法の重要性を再度説明し，多少痛みを伴う範囲で積極的に行うように指導した．2カ月後には最大開口量46mm（無痛）で，下顎の右側への偏位も改善した．

本症例でのセルフケア指導のポイント

- 患者は，スプリントを使用することで睡眠が妨げられることがあると訴えたため，中止した．通常は1週間程度でスプリントに慣れる患者が多いが，異物の装着が睡眠に悪影響を及ぼす場合もあるため，無理に使用させることは避けるべきであろう
- 歯科医師が事前に運動療法の重要性を説明したつもりであっても，十分に伝わっていない可能性がある．本例でも，患者は疼痛の出ない範囲で運動療法を行っていた
- 特に不安や抑うつ傾向が高い患者では，疼痛が出現する程度の運動療法を行うことができない場合がある．こうした患者に対しては，運動療法を指導する際に，心理面への配慮も同時に行うことが大切である

間欠的クローズド・ロックの セルフケア指導について

塚原宏泰

症例の概要

20歳代，女性，一般事務 OL．食事中に顎が引っかかる，口が開かないことを主訴に来院した．4～5年前から右の顎がガクガクすることを自覚したが放置．2年前に近医にて下顎右側埋伏智歯を抜歯した頃から，開口時に顎の引っかかりが気になり始めた．1カ月前にかみしめを強く自覚し，突然食事中に口が開かなくなった．開口障害は1日以内で開口可能となったが，食事のたびに開口障害が出現し，さらには起床時の開口障害も出現したため，当院を受診した．1年前に矯正治療，2年前に顔面神経麻痺の既往がある．

パノラマX線から下顎頭の変形は認められない．開口量は45mm だが，開口 10mm 程度で右側顎関節に引っかかりがあり，大きな関節（雑）音とともに開口可能となる．そのときに右側顎関節部 VAS 60/100 の開口時痛がある．

歯ぎしりの指摘を受けたことがあり，片頭痛，肩こりもある．

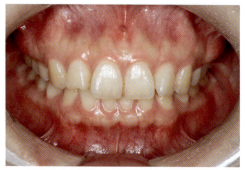

初診時口腔内写真

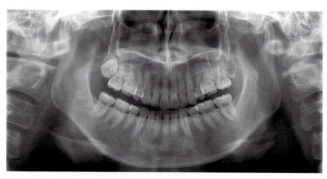

初診時パノラマX線写真

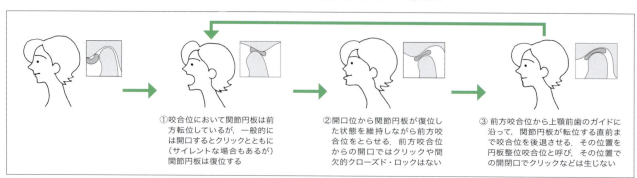

①咬合位において関節円板は前方転位しているが，一般的には開口するとクリックとともに（サイレントな場合もあるが）関節円板は復位する

②開口位から関節円板が復位した状態を維持しながら前方咬合位をとらせる．前方咬合位からの開口ではクリックや間欠的クローズド・ロックはない

③前方咬合位から上顎前歯のガイドに沿って，関節円板が転位する直前まで咬合位を後退させる．その位置を円板整位咬合位と呼び，その位置での開閉口でクリックなどは生じない

円板整位運動療法
①②③の手順をしっかりと行い正しい手技を修得すること，食事直後や就寝前に毎回行うことなどが重要である

診断：右側顎関節症（復位性顎関節円板障害，いわゆる間欠的クローズド・ロック）

　初診時に十分な病態説明を行い，患者自身が行う運動療法である円板整位運動療法（食後，就寝前など1日5～6回，1回5分程度）を指導し，間欠的クローズド・ロックの改善に努めた．また患者は，間欠的クローズド・ロックにより生活障害度が著しく低下するため，夜間のみリポジショニングスプリントを使用した．

　患者は運動療法を忠実に行い，初診から約3カ月程度で関節（雑）音は残存しているものの，間欠的クローズド・ロックは緩解し，日常生活障害は改善した．障害が改善した後にセルフケア指導し，自己管理を促した．口腔衛生管理を希望していたため，3カ月ごとのリコールを行っている．

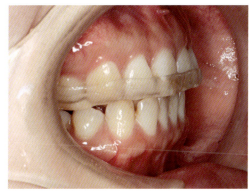 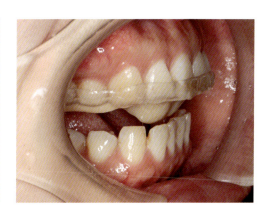

リポジショニングスプリント装着時
円板整位咬合位（左）と開口位（右）

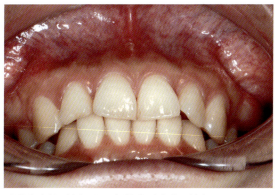 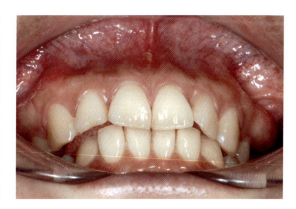

咬頭嵌合位（左）と円板整位咬合位（右）

本症例でのセルフケア指導のポイント

・円板整位運動療法の継続
・日中には円板整位咬合位と TCH を意識する
・関節（雑）音の増大や間欠的クローズド・ロックの再発時には，自己管理しているリポジショニングスプリントを夜間のみ使用する．改善したらただちに使用を中止する
・間欠的クローズド・ロックがクローズド・ロックに進行した場合は，ただちに受診するように指導

運動療法をセルフケアの軸にして治癒後の自立的管理を行った症例

深澤敏弘

症例の概要

　40歳代，女性，事務職．仕事中に会話をしていて左の顎が痛み，また，食事中にも左の顎が痛くガクガクして楽しめないことを主訴に来院．

　過去5年間に，数件の歯科医院にて顎関節症の治療（スプリント）を受けてきたが改善しない．直近の治療では，某病院口腔顔面痛外来にてトリプタノールを処方されるが，改善しなかった．患者本人が当院を調べて受診．40歳代で，整形外科にて椎間板ヘルニアの手術．

　両側で咬筋，側頭筋，内側翼突筋に強い圧痛を認める．左側顎関節部に圧痛とクリック音を認める（前方位での左側クリック消失）．咀嚼筋群の強い緊張が認められ，患者も肩こりや緊張型頭痛の辛さを訴えるが，顎関節部の外傷が主因子と考え，この部分の疼痛軽減を優先した治療方針を考えた．

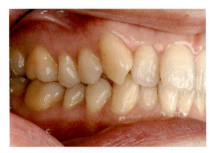
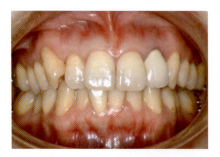

初診時口腔内写真

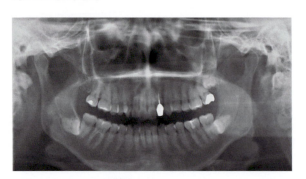

初診時パノラマX線写真

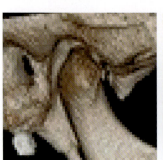
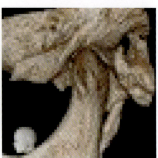

初診時CT画像．両側下顎頭前上方にわずかな平坦化が認められるが，顕著な吸収はない

臨床診断：左側顎関節症（復位性顎関節円板障害，顎関節痛障害）

　初診時には，術者の心理療法家的態度による患者背景収集と信頼関係の構築を行った．
・職場の人間関係と同居の義理の父親との関係がストレス→傾聴
・詳細な病状解説とセルフケアの指導→保証
　また，職場での生活指導（姿勢，ストレッチ）と自宅での運動療法（自己牽引法，関節可動化訓練）指導を行った．
　1カ月後には症状の改善を実感し，痛みに対し悲観的でなくなった．もう少し痛みを軽減したいとのことで，リポジショニングスプリント（関節円板の捕捉を目的としない）を作製し，マッサージ法を追加するよう指導した．
　4カ月後には，疲れると顎が重くなるが，生活に支障なし．運動療法は続けるが，義務感を感じないように症状に合わせ調節する．スタビライゼーションスプリントにて経過観察中（3年経過）．

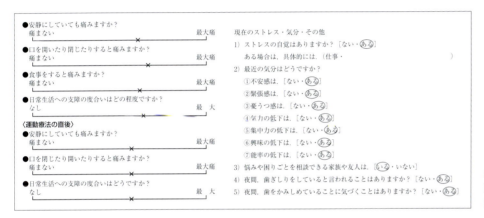

2回目来院時の問診．抑うつ状態が疑われるが，受け答えは冷静で論理的

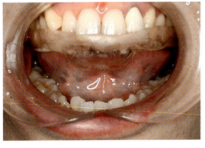 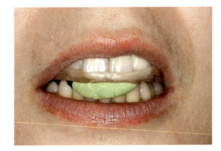 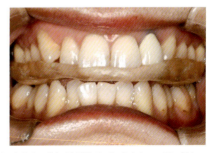

4カ月後，ほぼ痛みはなくなったが，仕事のストレス等で時々再発する．クリック音はわずかに感じるが気にならない．スプリントをスタビライゼーション型に修正（前歯部ランプを削除し，アンテリアジグにて中心位を記録後，臼歯部に即時重合レジン添加）

本症例でのセルフケア指導のポイント

・顎関節内の外傷のほかに咀嚼筋群の痛みや心理的要因の関与があり，過去にその治療を受けてきていたが，当院では，まず顎関節の外傷に対してアプローチした
・運動療法により顎関節内の痛みが減少し，患者が症状改善のイメージをもてたことで，より信頼関係が生じ，治療がスムースに進んだ
・患者自身による運動療法は，術者によるマニピュレーション，スプリント，薬物療法等，他の治療法と併用して，より良好な結果を得られる．また，個々の患者とともに，それぞれのライフスタイルに合わせたセルフケア法を見つけることは，症状改善後，患者自身が自立して管理できる方法として，安定した長期予後に寄与する治療法といえる

初診時より運動療法を行うことが
セルフケアの鍵を握る

田口　望

症例の概要

　70歳代，男性．以前より左側顎関節部に関節（雑）音を自覚していたが，2017年5月初旬より関節（雑）音の消失ならびに開口障害，開閉口時痛および摂食障害を自覚したため，7月に当院を受診した．

　初診時には開閉口時痛はほぼ消退していたが，開口量は30mmで開口障害があった．顎運動の開口時には，正中は2mmほど左方偏位する．X線画像（パノラマ・3DCT）からは，下顎頭の顕著な変形などは認められない．

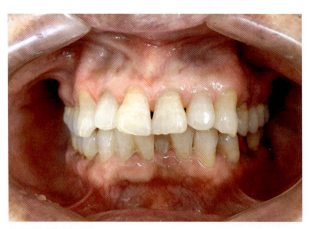

初診時口腔内写真

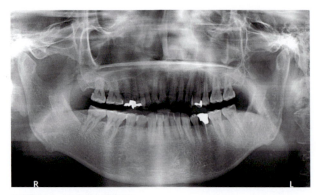

初診時パノラマX線写真

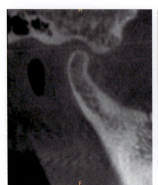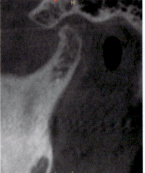

CT画像．両下顎頭とも顕著な変形等の所見は認められない

第Ⅳ章―実践編

診断：左側顎関節症（非復位性関節円板障害）

　患者説明用ソフト（デンタルフラッシュ）を用いて病態説明を行った．
　治療方針として，運動療法およびスプリント療法で行っていくことを伝え，プロフェッショナルケアとしての顎関節可動化療法を施術した．施術直後，明らかな整復音は触知されなかったが，開口量は 42mm まで改善し，患者自身も開口量の増大を自覚していた．その後，セルフケアとしての自己牽引療法（67 ページ参照）を指導し，その重要性について詳しく説明し，初診時の治療は終了とした．
　2 週後の初回再来時においては，多少の後戻りはあったが開口量は 38mm まで改善しており，セルフケアによってプロフェッショナルケアの効果が維持されていた．睡眠時ブラキシズムが疑われたためスタビライゼーションスプリントを作製し，夜間の顎関節への負荷の軽減を図った．定期的なフォローを続けているが，3 カ月経過時点で開口量は 40mm と安定している．

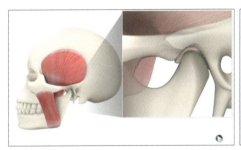
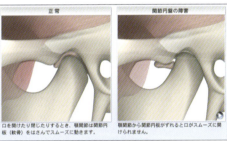

デンタルフラッシュ（Cyber デジタル社）．患者に理解しやすいよう，アニメーション動画を用いて顎関節症の病態説明を行っている

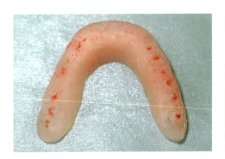

スタビライゼーションスプリント．側方運動時に干渉が起こらないよう調整

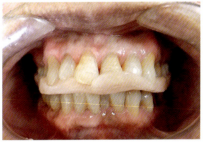

スプリント装着時（正面観）口腔内写真

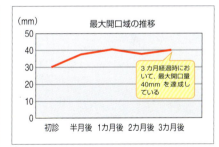

本症例でのセルフケア指導のポイント

・病態説明を十分に行うことによって患者の顎関節症への理解を高めている．一方法として患者説明用ソフトを用いて行うことも有意義である
・初診時に運動療法としてプロフェッショナルケアを施術し，即時効果を体感してもらい，その効果を持続させるためにセルフケアを行う意義の理解，治療に対するモチベーションの向上を実現している

　　　本症例は，医）田口歯科医院の，山口賀大・田口　慧・小林里奈・坂口晃平の各歯科医師の協力を得ている．

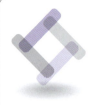
日常生活の過ごし方アドバイスと生活改善指導が効を奏した例

中沢勝宏

症例の概要

50歳代，男性，公務員．両側臼歯部の開咬と，両側側頭部と顔面部の自発痛を主訴に来院．

体調不良を改善したいという思いから16年前から始めたテンプレートによって，臼歯部開咬と体調不良がかえって悪化したが，やめられなかった．全身がこわばって身動きがとれなくなり，精神科を受診し，うつ病と診断された．SSRIをふくむ向精神薬を4種類投与されたが改善しないので，顎関節症を考えて来院した．現在は休職中．

身体表現性障害鑑別チャートでは，ほぼ満点の身体表現性障害を示す．運動痛，顎運動異常はなく，関節雑音もなし．顎関節症関連の自発痛はないが，すべての咀嚼筋，頭頸部の筋に圧痛が著しい．長期にわたる苦痛によって生じたうつおよび身体表現性障害だが，生きようとする力は残っていると考えた．

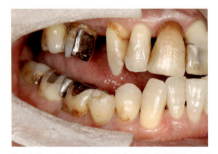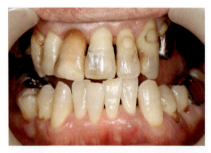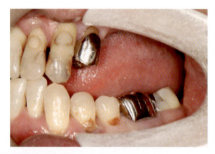

初診時口腔内写真．長年にわたるテンプレート療法の結果，両側とも臼歯部が全くの開咬状態である

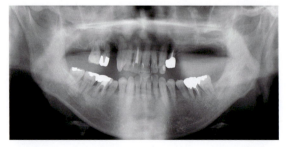

初診時パノラマX線写真．長年にわたって歯科医院に通院していたとは思えない状態

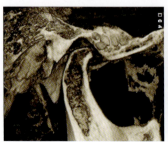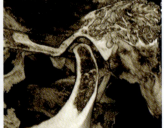

初診時顎関節部CBCT画像．幸い顎関節部は正常な状態である

診断：両側顎関節症（非復位性顎関節円板障害，関節空隙狭小による疼痛）

　メンタル面についてエンパシーをもって支持．セルフケアを中心とした生活面での指導と，歯科レベルでの通常の顎関節症治療を行った．まず，自己牽引療法の指導をしたところ，その結果，何とか過ごせるようになった．あまりにも歯科的管理ができていなかったので，ペリオ，エンドなど通常の歯科的治療を行い，欠損部の仮義歯による補綴を行った．生活指導で以下のセルフケアを指導し，メンタル面での自立をめざした．

- 職場復帰を行うために，毎朝職場勤務のときと同じ時刻に起床し，同じ時刻に食事，排便などを行い，外出して同じ時刻に食事をして帰宅，夕食，歯磨き，就寝など規則正しい生活をすること
- できればストレッチ系の運動ではなく，ジョギングを行ってほしい．できなければ早足のウォーキングか自転車の遠乗りなど，心拍数を上げる運動を毎日してほしい
- 過去の治療における顔面痛に関わる治療についての後悔を忘れてほしい．過去を省みないでほしい

　そして，精神科医に手紙を書き，向精神薬をトリプタノール®のみとし，それも徐々に減薬の方向にしていただいた．精神科医も協力してくれた．

　初診から4カ月後に職場復帰を果たした．顔面痛は波があるが，何とか過ごせている．無意識のかみしめに対しては，ボトックス®30単位を咀嚼筋に注射した．

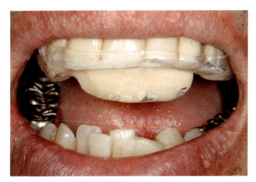

1年後のスプリント装着写真．無意識のかみしめで顔面痛が生じるので，下顎が安定するような形態のスプリントを夜間のみ装着する

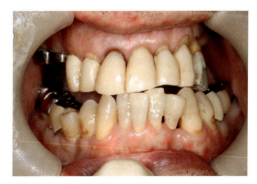

1年後の口腔内写真．初期治療で抜歯や根管治療，暫間被覆冠および一部の補綴を行った．臼歯部の開咬は各種症状が安定したら義歯などで咀嚼機能を回復する予定である

本症例でのセルフケア指導のポイント

- 人間は社会的動物なので，規則正しい生活は体と心が治っていくために必須の条件である
- 心拍数を上げる有酸素運動は，慢性痛をコントロールするうえでかなり有効なエビデンスを示すので，必須のセルフケアである（11〜13ページ参照）
- 職場復帰によって職場という居場所を再発見したことで，心身ともに強くなっていることを自覚し始めた
- ここで気を抜かずに見守る必要がある

顎関節症スプリント療法ハンドブック

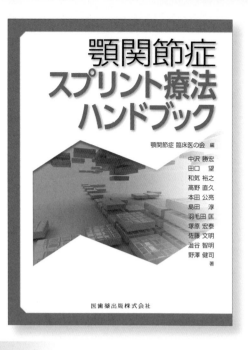

編 顎関節症臨床医の会

著 中沢勝宏・田口 望・和気裕之・髙野直久
本田公亮・島田 淳・羽毛田 匡・塚原宏泰
佐藤文明・澁谷智明・野澤健司

顎関節症で困っている患者さんと
歯科医師のために，顎関節症患者に対する
スプリント療法をまとめた**ハンドブック**

■A4判変型／144頁／オールカラー
定価（本体 9,000円＋税）
ISBN978-4-263-46124-2

▶本書は顎関節症の治療に取り組んでいる執筆陣によるコンセンサスをもとに，スプリントに対する考え方，製作法や使用法，症例報告などについてまとめたものです．

▶スプリント療法を行うにあたっては，セルフケア，運動療法を行うことも重要となります．運動療法のやり方などについては，「顎関節症 運動療法ハンドブック」（顎関節症臨床医の会 編）をご参考ください．

CONTENTS

- 第Ⅰ章　基礎編
- 第Ⅱ章　スプリント製作の実際 —チェアサイドから技工操作まで—
- 第Ⅲ章　DJDとスプリント療法
- 第Ⅳ章　症例
- 第Ⅴ章　まとめ

ビジュアルな誌面により，スプリント療法にどのように取り組むかがわかります！

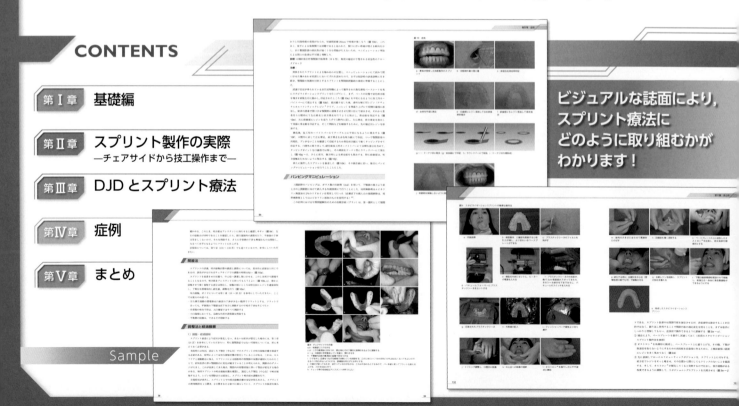

医歯薬出版株式会社　〒113-8612 東京都文京区本駒込1-7-10　TEL03-5395-7630　FAX03-5395-7633　http://www.ishiyaku.co.jp/

付 録

　付録のコピーは，以下の①〜④の条件をすべて満たした場合に限り，許諾を得ずに行うことができます．

① 本誌の購入者がご自身で行うこと

② 紙にコピーすること

③ 患者さんへの説明用資料として一部を提示あるいは譲渡すること

④ コピーの譲渡は無償で行うこと

　以上の条件を満たさない場合，許諾なくコピーできませんのでご注意ください．

顎関節症ではないか？と心配になった方に

顎関節症はこんな症状がある病気です

> 1. 顎関節や咀嚼筋の痛み
> 2. 顎関節が鳴る
> 3. 口が開かない

以上の1つでもなければ，顎関節症ではありません

顎関節以外に原因があり，顎関節症と似ている病気は，こんなにあります（日本顎関節学会，2014をもとに作成）

> - 頭の中の疾患（出血，血腫，浮腫，感染，腫瘍など）
> - 顎関節と隣接する臓器の疾患（歯，耳，鼻，のど，顎の骨など）
> - 筋骨格系の疾患（筋ジストロフィーなど）
> - 心臓・血管系の疾患（側頭動脈炎，虚血性心疾患など）
> - 神経系の疾患
> - 頭痛（緊張型頭痛，片頭痛，群発頭痛など）
> - 精神神経学的疾患
> - その他

顎関節と咀嚼筋の病気は，こんなにあります（日本顎関節学会，2014をもとに作成）

顎関節
- 先天異常・発育異常
- 外傷（脱臼，骨折）
- 炎症
- 腫瘍など
- 顎関節強直症
- その他

咀嚼筋
- 筋萎縮
- 筋肥大
- 筋炎
- 線維性筋拘縮
- 腫瘍
- 咀嚼筋腱・腱膜過形成症

顎関節症

全身疾患によるもの
- 自己免疫疾患（関節リウマチなど）
- 代謝性疾患（痛風など）

詳しくは，歯科医師の診察を受けてください．

顎関節症の患者さんへ

顎関節症の原因にはさまざまなものがあります．これらが積み木となって耐久力を越えると，症状が出ます．個人差があるのは，そのためです．

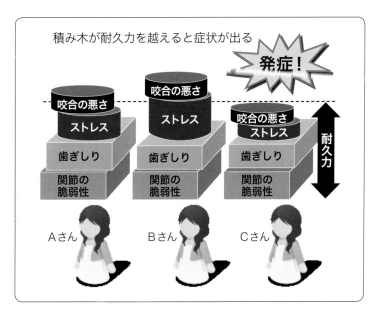

このさまざまな原因を減らすために，日常生活で気をつけましょう．

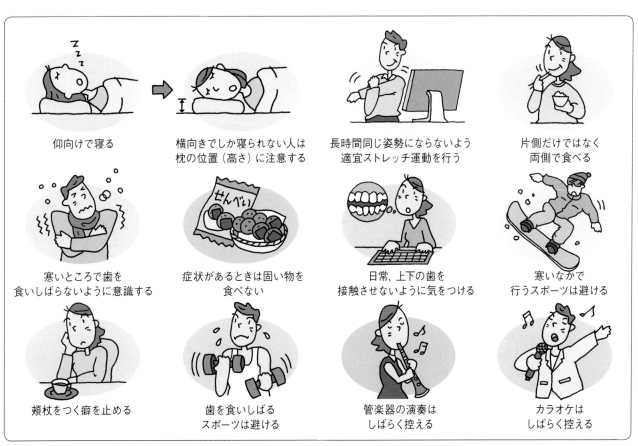

顎関節症がわかるための図版集

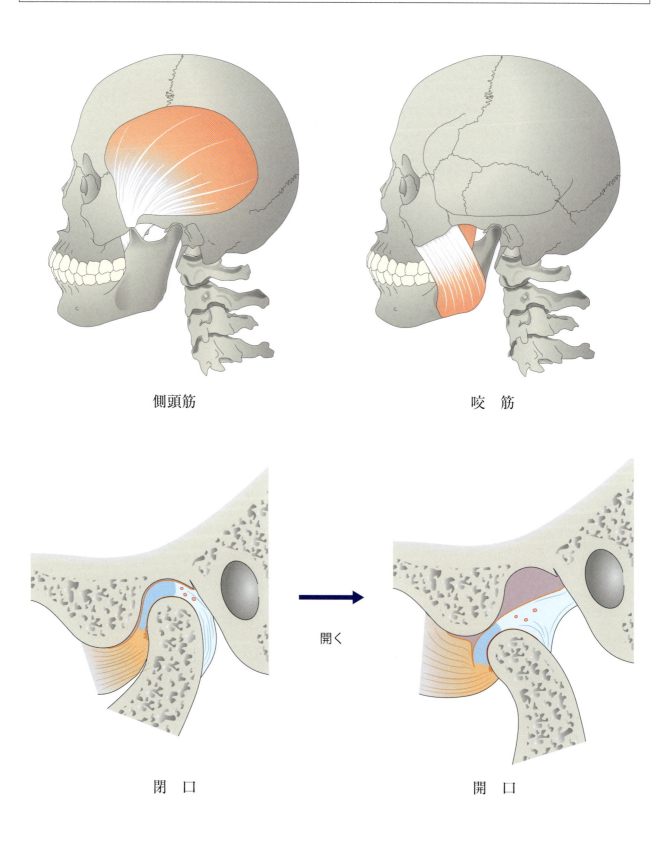

側頭筋　　　　　　　　　咬筋

閉口　　→開く　　開口

(中沢勝宏．臨床家のための顎関節解剖学と顎関節症　5, 6. 歯界展望．2014；123（5,6）：937-945, 1141-1147)

復位性関節円板前方転位
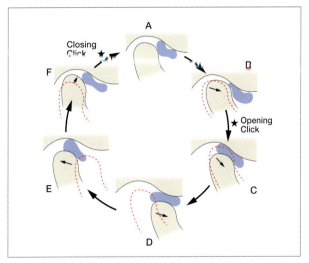

非復位性関節円板前方転位
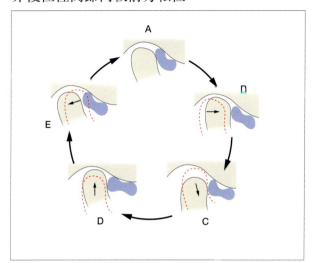

復位性関節円板後方転位
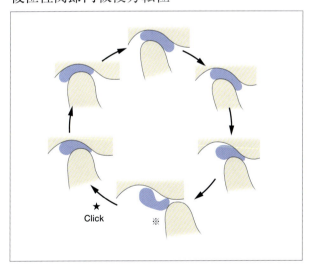

非復位性関節円板後方転位
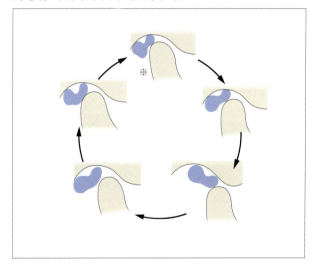

（田口　望．キーワードでわかる顎関節治療ガイドブック．医歯薬出版，2016）

筋訓練法

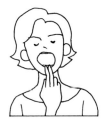 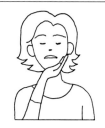 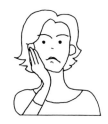

① 口を開いた状態で，下の前歯に利き手の人差し指・中指をあて，下に引っ張ります．その力に抵抗するよう，ゆっくりと口を閉じます（1〜2分間）

② 口を閉じた状態で顎へ手のひらをあて，力を加えながらゆっくりと口を開きます（1〜2分間）

③ 手のひらを頰にあて，その力に抵抗するように，顎を横に動かします（1〜2分間）．同様に，反対側も行います（1〜2分間）

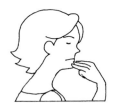 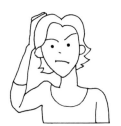

④ 顎に人差し指・中指・薬指の3本をあてて力を加えます．それに抵抗するように，ゆっくりと顎を前に出します（1〜2分間）

⑤ こめかみに手のひらをあて，顔の中心方向に軽く押します．頭は手の力に抵抗し，動かさないようにします（5〜10秒間を5回）．同様に，反対側も行います（5〜10秒間を5回）

関節可動化訓練

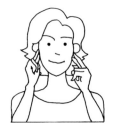 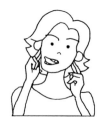

① 顎関節の部分に人差し指・中指をあてます

② ゆっくりと顎を左右に動かします

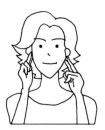 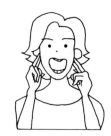 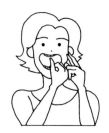

③ 戻します

④ できるだけ大きく口を開きます

⑤ 口を大きく開いた状態で，奥歯に親指と人差し指を入れ，もう少し開くように助けます

以上を3分くらいかけて，1日5〜10回行いましょう

関節円板整位訓練

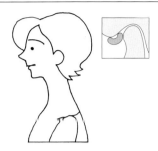 ① 口を閉じた状態からスタートします

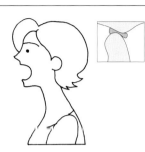 ② 大きく口を開けます．ポキッなどのクリック音がする場合があります

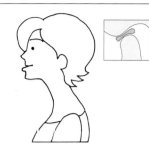 ③ 顎を前につき出すように口を閉じます

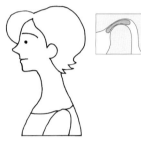 ④ 切端位あたりまで下顎を引き，その位置で開閉口してもクリック音のないことを確認します

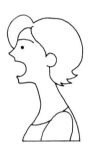 ⑤ 再び大きく口を開け，開閉口してもクリック音のない顎位で繰り返し行います

①〜⑤を4〜5分間かけて1日4回くらい（朝・昼・夜・就寝前）行いましょう．クリック音はなくなりませんが，スムースに動くようになります

左右協調性可動化訓練

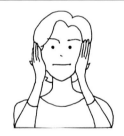 ① 口を閉じた状態で，左右の頬に手のひらをあてます

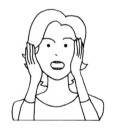 ② 両方の顎が同じ大きさで開いていくことを確認しながら，口を開きます

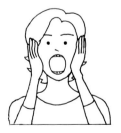 ③ できるだけ大きく開き，そのまま1〜2分間維持しましょう

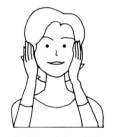 ④ 左右に差がないように気をつけながら，口を閉じます

以上を4〜5分間かけて，1日4回くらい（朝・昼・夜・就寝前）行いましょう

© 医歯薬出版

自己牽引療法

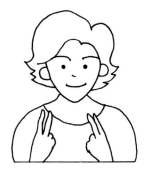

① やや前かがみに座りましょう

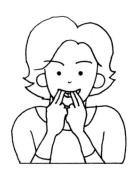

② 両手の人差し指・中指を下の前歯にかけ，親指は外側から顎にかけます

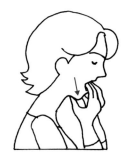

③ そのまま顎を前下方に，痛くないくらいに引っ張ります（5〜10秒間）

以上を1日10回程度行いましょう（入浴時に行うとよいでしょう）

マッサージ療法

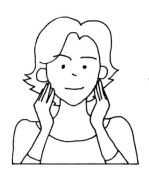

① 頬にある筋肉（咬筋）を指の腹でほぐします

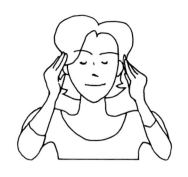

② 頭の横の筋肉（側頭筋）を指の腹でほぐします

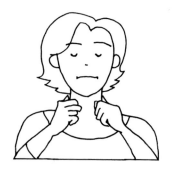

③ 首の横の筋肉（胸鎖乳突筋）を指でつまんでほぐします

入浴時などに4〜5分行いましょう

© 医歯薬出版

おわりに

　今まで，われわれ「顎関節症 臨床医の会」は，顎関節症運動療法ハンドブック，顎関節症スプリント療法ハンドブックと，一般臨床医にとってそれぞれ日常臨床に即応した解説書を提供してきた．今回はそのシリーズの一環として，顎関節症セルフケアハンドブックの刊行に至った．

　顎関節症の治療法において，可逆的な保存的治療法，特に運動療法，スプリント療法，認知行動療法，薬物療法が重要であることは，広く認知されてきている．そして患者さんは，医療機関において，各種プロフェッショナルケア（医療面接から病態説明，臨床診断，運動療法，スプリント療法，理学療法など）を受けることとなる．そのためには，顎関節症を正しく診断し対応することが必須である．

　今，治療対象としている患者さんが，咀嚼筋痛障害，顎関節痛障害，関節円板障害，変形性顎関節症のどれに該当するか（重複する場合あり），そして各種保存的治療法から良いと思う治療法を選択し，適応していく．その後，その患者さんに対して，どのセルフケアが適切であるかを，本書を参考に選択適用していくこととなる．

　すなわち，それら保存的治療法を施すことで，症状改善を見るケースが多いが，そのまま次回の再診日まで何もしなければ，改善した症状も元に戻ってしまうことが多い．そこで，改善した症状を維持・持続・管理することがきわめて重要である．そのためには，本書で示した各種セルフケアを術者の指導のもと正しく理解して行うことで，症状を快方に向かうことが可能となる．またセルフケアだけでも，症状の改善を見るケースもある．

　本書では，顎関節症の治療で多くの経験と実績をおもちの臨床医の先生方による解説書となっており，読者の皆様のお考えを加味し，セルフケアの方法を選択し，適用していただくことが重要である．

　これらを実践することが，患者さんを幸せにする第一歩と考える．皆様にとって本書が，顎関節症の治療の参考になれば幸いである．

田口　望

顎関節症 セルフケア指導ハンドブック　ISBN978-4-263-46136-5

2018年5月25日　第1版第1刷発行

編　者　顎関節症臨床医の会
発行者　白　石　泰　夫
発行所　医歯薬出版株式会社

〒113-8612　東京都文京区本駒込1-7-10
TEL. (03)5395-7634(編集)・7630(販売)
FAX. (03)5395-7639(編集)・7633(販売)
https://www.ishiyaku.co.jp/
郵便振替番号　00190-5-13816

乱丁，落丁の際はお取り替えいたします　　　　印刷・教文堂／製本・愛千製本所
© Ishiyaku Publishers, Inc., 2018. Printed in Japan

本書の複製権・翻訳権・翻案権・上映権・譲渡権・貸与権・公衆送信権（送信可能化権を含む）・口述権は，医歯薬出版㈱が保有します．

本書を無断で複製する行為（コピー，スキャン，デジタルデータ化など）は，「私的使用のための複製」などの著作権法上の限られた例外を除き禁じられています．また私的使用に該当する場合であっても，請負業者等の第三者に依頼し上記の行為を行うことは違法となります．

JCOPY ＜㈳出版者著作権管理機構 委託出版物＞

本書をコピーやスキャン等により複製される場合は，そのつど事前に㈳出版者著作権管理機構（電話 03-3513-6969, FAX 03-3513-6979, e-mail：info@jcopy.or.jp）の許諾を得てください．